ヒプノセラピー

JN303150

Natural Health©
シリーズ

地球環境と健康の両立をコンセプトとした
ナチュラルライフスタイル志向のコンパクトシリーズ。
セルフヘルプ、シンプル＆スローライフが
基本です。

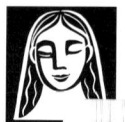

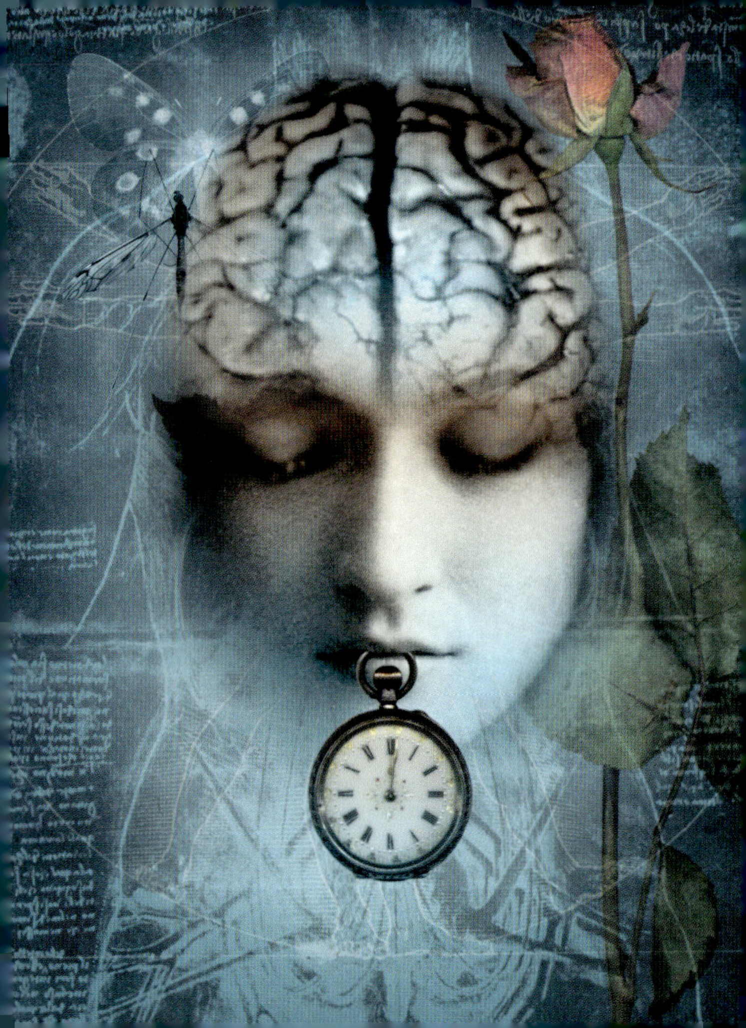

Secrets of

HYPNOTHERAPY

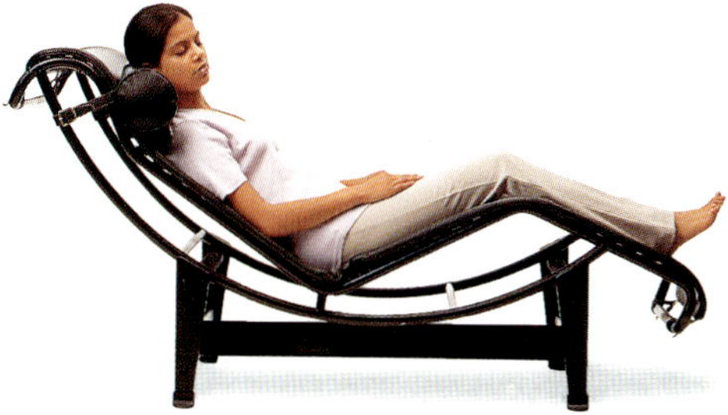

ジャネット・フリッカー／
ジョン・バトラー 共著

乙須 敏紀 訳

This book was conceived, designed, and produced by
THE IVY PRESS LIMITED,
The Old Candlemakers, Lewes, East Sussex BN7 2NZ

Art director *Peter Bridgewater*
Editorial director *Sophie Collins*
Designers *Kevin Knight, Jane Lanaway*
Editor *Rowan Davies*
Picture researchers *Liz Eddison, Vanessa Fletcher*
Photography *Guy Ryecart*
Photography organization *Kay MacMullan*
Illustrations *Michael Courtney, Catherine McIntyre, Sarah Young*
Three-dimensional models *Mark Jamieson*

First published in Great Britain in 2001 by
DORLING KINDERSLEY LIMITED,

PICTURE ACKNOWLEDGEMENTS

AKG, London 38l, 40, 101, 186l/ Eric Lessing 31t; **The Bridgeman Art Library** / Musee des Beaux-Arts, Orleans, France 106b / Private Collection 41, 113 / Victoria & Albert Museum, London UK 37; **Bulls Press** 179; **Corbis** 27tr, 187l / Bettmann Archive 30l, 35, 36, 43t, 156, 185 / Ales Fewzer 178b / Mitchell Gerber 187tr / Hulton Getty 23t / James Marshall 66 / Diego Lezama Orezzoli 89 / Gianni Dagli Orti 22 / Underwood & Underwood 184 / Roger Wood 23b; **Mary Evans** 107; **Hulton Getty** 20, 25, 33; **The Image Bank** / Barros & Barros 130b / David Gould 142t / Lars Klove 114t; **Images Colour Library** 94b, 98t, 106t, 110b, 134t, 154, 200; **Rex Features** 39b / John Borrowman 39t; **Dr Ernest Rossi** 212; **Science Photo Library** 24 / Jean-Loup Charmet 27tl, 27b; **The Stock Market** / Rob Lewine 122t; **Tony Stone Images** 98b, 114, 150 / Tim Brown 158 / Pascal Crapet 196 / Scott Cunningham 74b / Davies & Starr 96 / Lonnie Duka 182b / Laurence Dutton 206l / Sean Ellis 86b / David Hanover 142b / Frank Herholdt 174 / David Job 138t / Charles Krebs 110t / Tom Landecker 201 / Philip Lee Harvey 74t / Mark Lewis 188 / Anthony Marsland 210 / Trevor Mein 50t / Denis O'Clair 138b / David Oliver 182t / Frank Orel 92 / Michael Rosenfield 204 / David Roth 65 / Stephanie Rushton 117 / Richard Shock 206r / Timothy Shonnard 102b, 116 / Charles Thatcher 162 / Bob Thomas 176 / Mitch Tobias 94t / Bob Torrez 194 / Julie Toy 105 / John Turner 148 / Terry Vine 9 / Stuart Westmorland 43b / Stuart Young Reiss 168; **Werner Forman** / Denver Art Museum, Colorado, USA 42t / Centennial Museum, Vancouver, Canada 42b.

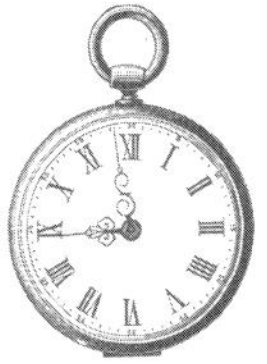

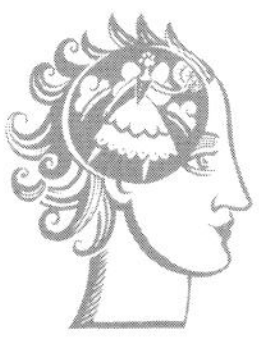

目次

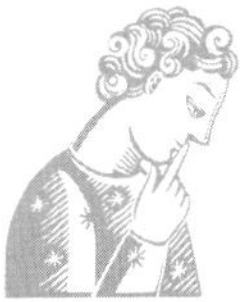

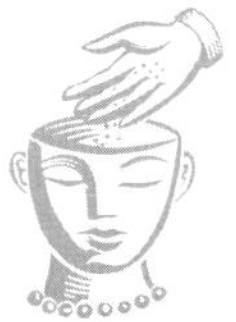

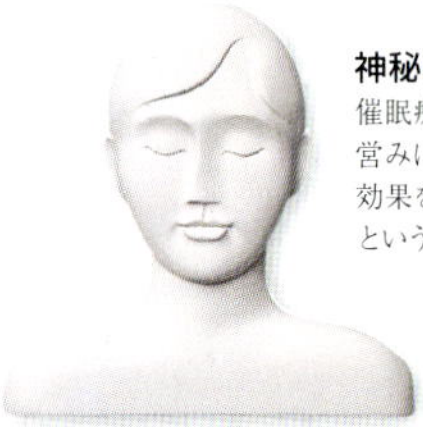

神秘的なプロセス
催眠療法は、脳の潜在意識の営みに働きかけることによって効果を引き出す治療法ということができます。

本書の使い方

催眠療法は自宅で自分ひとりで簡単に習得することができるというようなものではありません。専門の催眠療法士の指導を受け、正しいやり方を学ぶ必要があります。そのため本書は、まず始めにあなたに適した療法士の見つけ方についてアドバイスします。次に、正しい催眠療法で治療することができる諸症状を見ていき、催眠に関する誤った俗説、偏見を取り除いていきます。その次に、催眠を効果的に役立てることができる医学的、心理学的分野を概観していきます。子供に関する諸問題についての催眠の活用については、特に1章を設けて詳しく見ていきます。また本書全体にわたって豊富なケーススタディーを用意し、催眠療法が具体的にどのように役立っているかを幅広い場面で見ていきます。

重要な注意点

催眠療法は医師の診断が必要な身体的障害に適した治療法ではありません。また精神異常や内因性鬱病などの重度の精神的障害にも適していません。催眠療法の効果はクライアントの療法士に対する信頼度に大きく依存していますので、評判の良い療法士を選ぶことが大切です。

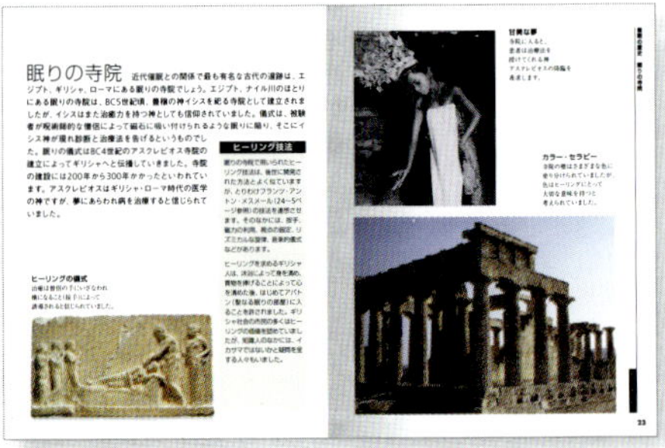
眠りの寺院　近代催眠との関係で最も有名な古代の遺跡は、エジプト、ギリシャ、ローマにある眠りの寺院でしょう。エジプト、ナイル川のほとりにある眠りの寺院は、BC5世紀頃、豊穣の神イシスを祀る寺院として建立されましたが、イシスはまた治癒力を持つ神としても信仰されていました。儀式は、被験者が呪術師的な僧侶によって磁石に吸い付けられるような眠りに陥り、そこにイシス神が現れ診断と治療法を告げるというものでした。眠りの儀式はBC4世紀のアスクレピオス寺院の建立によってギリシャへと伝播していきました。寺院の建設には200年から300年かかったといわれています。アスクレピオスはギリシャ・ローマ時代の医学の神ですが、夢にあらわれ病を治療すると信じられていました。

ヒーリング技法
眠りの寺院で用いられたヒーリング技法は、後世に開発された方法とよく似ていますが、とりわけフランツ・アントン・メスメール（24〜5ページ参照）の技法を連想させます。そのなかには、按手、磁力の利用、暗示の設定、リズミカルな詠唱、象徴的儀式などがあります。

ヒーリングを求めるギリシャ人は、沐浴によって身を清め、貢物を捧げることによって心を清めた後、はじめてアバトン（聖なる眠りの部屋）に入ることを許されました。ギリシャ社会の内部の多くはヒーリングの価値を認めていましたが、知識人のなかには、イカサマではないかと疑問を呈する人々もいました。

ヒーリングの儀式

甘美な夢
寺院に入ると、患者は治療法を授けてくれる神アスクレピオスの降臨を夢見します。

カラー・セラピー
寺院の壁はさまざまな色に塗り分けられていましたが、色はヒーリングにとって大切な意味を持つと考えられていました。

歴史
最初の章では、催眠の進化の歴史を見ていきます。

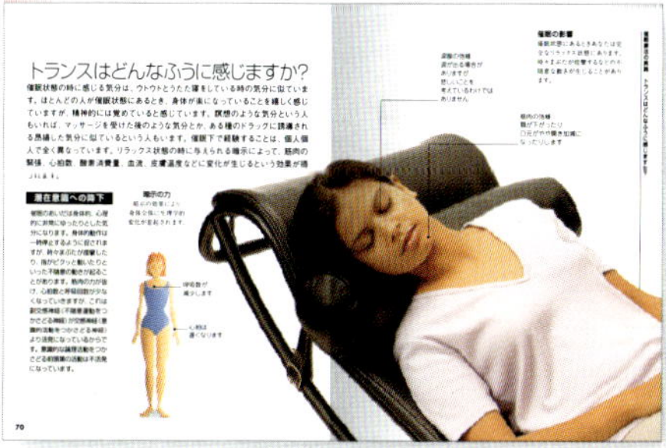

神秘のベールを剥ぐ

次の章では、催眠療法士を訪問することで何が期待できるかを、未知なものに対する不安を払拭しながら見ていきます。

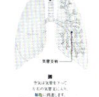

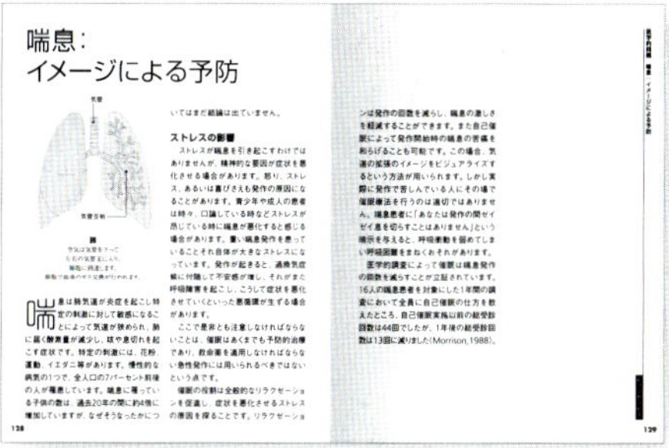

健康面での効果

見開き2ページを使い、催眠療法によって得られる健康面および精神面の効果を詳しく見ていきます。

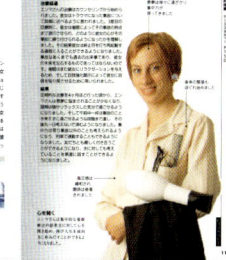

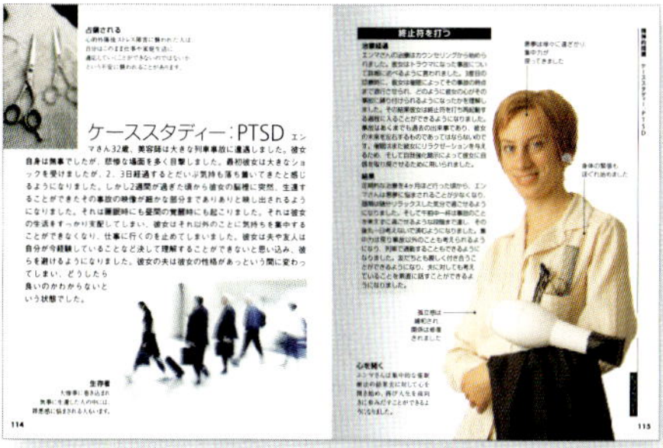

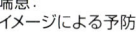

ケーススタディー

本書全体にわたって催眠療法が具体的に適用されている豊富な実例を紹介。

はじめに：意識と催眠性トランス

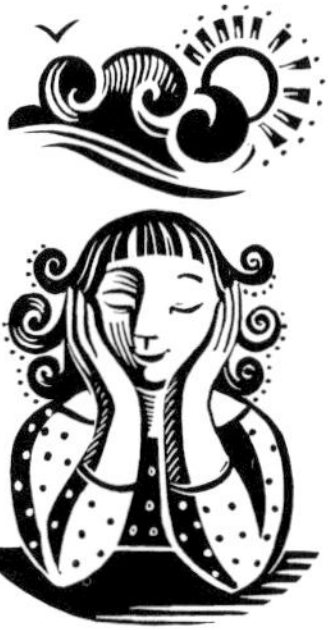

日常的経験
顕在意識下における催眠状態、
催眠経験は、珍しいことではありません。
それは白日夢とほとんど異なりません。

催眠とは、脳の論理的分析機能が十分弱められることによって、深いレベルの潜在意識が健康のために有効に活用できるようになった意識の状態と定義することができます。催眠性トランスとは、完全な覚醒状態でも完全な睡眠状態でもなく、意識が「一点に集中」している状態のことを指します。深いリラックス状態に導かれた人は暗示に対して開放的になり、種々の不安、恐怖症、肉体的苦痛に特異的に反応せずに済むようになります（脱感作）。催眠状態にある被験者は、自分の周りで何が行われているかは分かっていますが、療法士によって注意を向けるように呼び出された狭い範囲の刺激に鋭敏に反応する状態になっています。

意識のトランス状態

意識のレベルは覚醒と睡眠のあいだを往き来していますが、その間には、白日夢、浅いトランス状態、深いトランス状態、の3つの状態が横たわっています。例をあげて説明しますと、覚醒の状態にある時、あなたは実際にランニングをしています。白日夢の状態にある時、あなたはランニングのことについてあれこれと考えをめぐらせています。浅いトランス状態にある時、あなたは走っている自分を想像しています。深いトランス状態にある時、あなたは身体的に実際にランニングをしているように感じています。そして睡眠中夢を見ている時、あなたはしっかりした意志と目標を持ってレースに参加していると思っています。

このようなタイプのトランス状態はほとんどの人にとって身近なものです。白日夢を見たり、小説や映画に夢中になり身の回りで起こっていることに全然気がつかない時、あなたは意識のトランス状態を経験しているのです。

催眠技法は、多くの人が日常生活のなかで無意識的に利用しています。暗示、気そらし（注意転導）、リラクゼーション、ビジュアライゼーションといった技法は、医師、セールスマン、広告デザイナー、奇術師などの人々によって、相手にそれと気づかれないような形で常套手段的に使われています。また母親が痛がる子供に対して、「すぐに治るように痛いところにキスしてあげますね」と言うとき、母親は無意識的に催眠暗示を使っているのです。

催眠療法

催眠は初期のいんちき治療との関係を断ち切り、現在では西洋医学界で広く認知されつつあります。医療やスポーツの分野では、個人の経験に対する脳の解釈の様式を変換させたり、知覚と行動の変化を生み出したりする方法として用いられています。治療目的に催眠を適用することを一般に催眠療法と呼んでいます。

催眠の歴史

催眠は変転の多い歴史を辿ってきましたが、いまなお悪いイメージを完全には払拭しきれていません。興行的催眠術師によって品位のない大衆娯楽に用いられたり、あるいはチャールズ・ディケンズやジョルジュ・ドゥ・モーリアといった文豪によって魔術的な力のように小説に描かれることによって、催眠はその真実の姿を汚されてきました。こうした間違った先入観は払拭されなければなりません。催眠は今では日増しに、医学的、心理学的に価値の高い治療法として多くの権威ある医師の信頼を獲得しつつあります。彼らは患者に催眠療法士を訪れるようにと推奨しています。

著しく知能の低い人や精神異常者を除いて、ほとんどの人が催眠的トランス状態に入ることが可能です。催眠を治療の一環として用いる大きなメリットは、催眠には副作用がないということです。

もしあなたが催眠療法を試してみることに不安を抱いているならば、心配はご無用です。催眠はあなたの意志に反して、あなたの価値観や行動規準で受け入れられないようなことをあなたに強制する、ということはできないのですから。

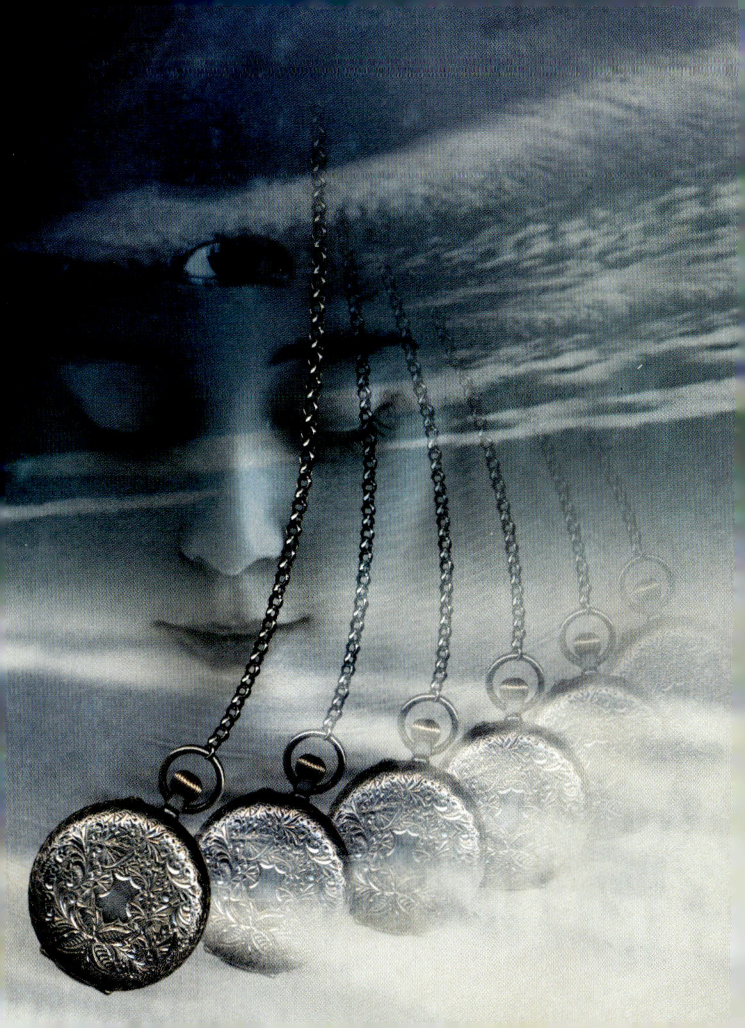

催眠は健康にどんなふうに役立ちますか？

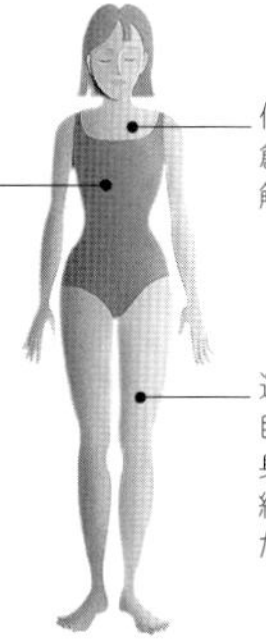
個人の
創造力の
解放
喘息、
筋痙攣などの
慢性病の
諸症状の
緩和
運動選手が
自分の本当の
身体能力を
経験する
ための支援

催眠の多くの活用法
催眠は精神と肉体の両方のレベルで
人体に有効に作用します。

催眠は情緒や習慣的行動に関連する諸々の症状に効果があることが知られています。そのなかには身体の不随意反応のような症状さえも含まれています。催眠によって、癌、心臓疾患、感染症などの内因性の身体的障害を治療することはできませんが、免疫系を活性化したり、病気に立ち向かうわたし達の姿勢をプログラムし直したりすることはできます。

医学的活用法

ほとんどすべての痛みは、催眠によって緩和することができます。関節炎や腰痛などの慢性的な痛みに対してはもちろんのこと、信じられないかもしれませんが外科的手術に際して、麻酔に代わるより自然な手段として用いられることがあります。

催眠は過敏性腸症候群、喘息、湿疹などの慢性的な疾患の影響を抑えながら、諸症状を緩和するのに用いられることがあります。また歯科医は、催眠を使って患者の恐怖心を鎮めたり、歯科的手術に対する不安感を和らげたりします。

心理学的活用法

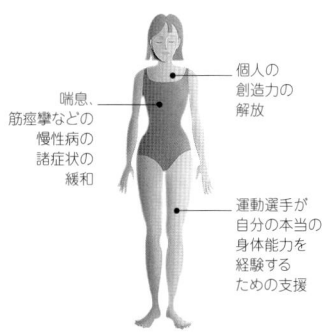

催眠は不安、緊張、抑うつ症、恐怖症、衝動性障害などの精神的障害に対して効果があります。また喫煙、アルコール、薬物などへの依存症に対しても効果があります。催眠療法士は暗示を与えることによって、被験者の内部に禁煙への強い意志とタバコの味や匂いに対する嫌悪感を形成することができます。恐怖症に対しては、患者の圧倒的な恐怖心

を緩和し、正常な適応方法を学習できるようにします。これは通常、患者がリラックス状態にある時に、患者の脳裡に恐怖を感じる場面の鮮明なイメージを生じさせることによって、そのような状況に対する反応を習慣的に正常で穏やかな反応へと調節していくという形で行われます。催眠はまたトラウマの解消にも用いられます。人々は催眠によって時間的に退行させられ、出来事を再構成する機会を与えられます。

創造的活用法

催眠は創造性を高め、能力を開発する手段として広く活用されています。催眠で集中力を高め、筋肉の持久力を向上させることによって、運動選手の能力を伸ばすことができます。

舞台芸術のような分野では、行き詰まりを感じている人の能力を解き放つために催眠技法が用いられることがあります。また大学の試験などに際して学生の記憶の定着をたすける目的で用いられる場合もあります。

催眠はどのように作用しますか？

現在では催眠は科学的な現象として広く認識されていますが、それがどのような仕組みで起こるかという一致した見解はまだ示されていません。催眠が脳を促してエンケファリンやエンドルフィンといった細胞中に含まれる気分転換作用を持つ化学物質を放出させ、それが痛みなどの身体的症状に対する知覚のあり方を変化させるのではないかと推測している科学者もいます。より一般的には、催眠とは左脳（顕在意識）のスイッチが切断されることによって、右脳（潜在意識）が自由に活動することを許された状態であるという見解が受け入れられています。

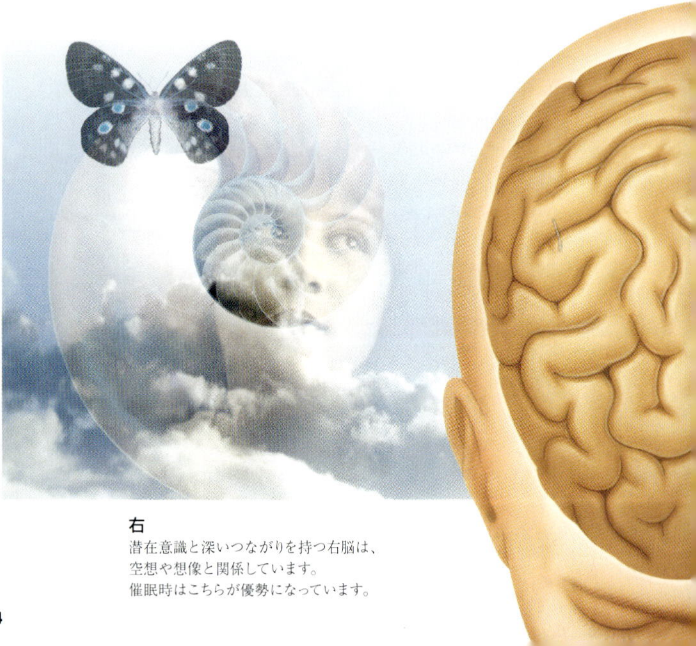

右
潜在意識と深いつながりを持つ右脳は、
空想や想像と関係しています。
催眠時はこちらが優勢になっています。

左脳

ロンドン大学インペリアル・カレッジ医学校の心理学者ジョン・グルーゼライヤー教授の説では、催眠は左脳に作用を及ぼしてスイッチを切断するように促し、右脳が優勢になる状態が作り出されることによって誘導される、とされています。これは物憂い声や振り子の凝視などの単調な物事に脳を集中させることによって行われます。左脳がひとたび注意を向けるに値するものは何もないと認識すると、脳の働きは右脳に引き継がれます。

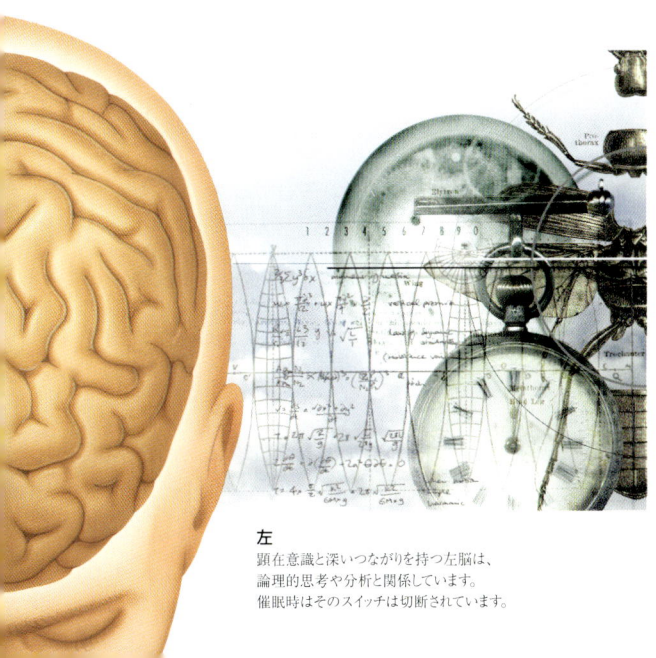

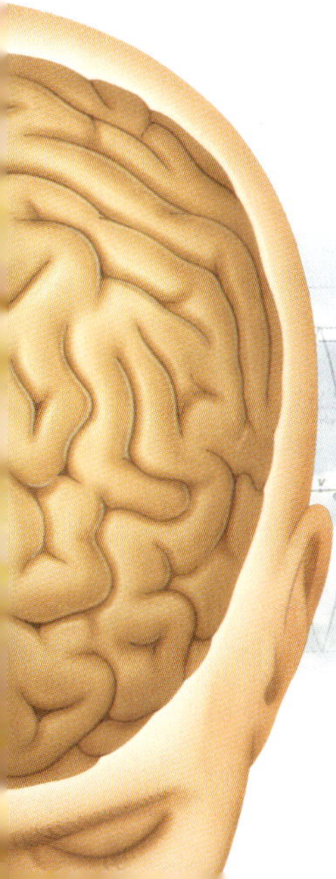

左

顕在意識と深いつながりを持つ左脳は、
論理的思考や分析と関係しています。
催眠時はそのスイッチは切断されています。

良い療法士の見つけ方

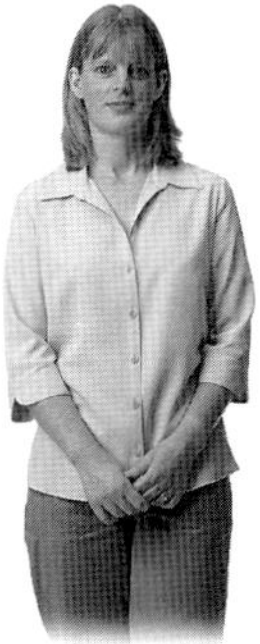

療法士はよく調べて選ぶ
催眠療法にとって最も重要なことは、
必ず名の通った評判の良い
療法士を訪ねるということです。

催眠は強力な道具であるということをつねに覚えておいてください。ビジュアライゼーションや基礎的リラクゼーションなどは自宅で1人で行うことができますが、重度の医学的、精神的障害に対しては、認定された資格をもつ健康管理のプロに相談することなしに自宅で1人で治療しようなどとは決して思わないでください。知らない薬を試しに服用しないのと同様に、催眠も実験のように実施されるべきものではありません。

まれにしか起きないことですが、未熟な人によって行われた催眠的干渉によって被験者の気が一時的に動転してしまい、そこで用いられた不適切な暗示によって埋没されていたトラウマが掻きまわされ、極度の不安状態が惹起されるということもあります。

資格認定書

残念なことですが、安心して治療を任せられる催眠療法士を選ぶための資格認定制度が整っている国はまだそう多くはありません。例えばイギリスでは、誰でも催眠療法を実施することができますし、目を引くようなキャッチフレーズでトレーニングスクールを開設することもできます。もっと混乱している国も多くあり、国ごとに状況はまちまちです。例えばアメリカにおいては、インディアナ州では法案が可決され、催眠療法士の資格を得るためには最低でも350時間の専門訓練を受けなければなりませんが、その他のほとんどの州ではそういった規制はないという状態です。

　治療を受ける前に、その療法士が名の通った公認の団体に所属しているかどうかを確かめることはどんな時にも大切なことです。資格認定書を確認することは、単に療法士の技量を確認するという意味だけでなく、治療を効果的なものにするためにも必要なことです――あなたが療法士の能力に対して十分な信頼を寄せていない限り、催眠はあなたに対してあまり効果をあらわしません。

注意

普通の催眠療法士ならば、重度の身体的障害を治療することができるなどとは決して主張しません。催眠は従来の西洋医学の治療法にとって代わることができるものではありません。また催眠は、確かに脳に働きかけるものですが、精神異常、内因性鬱病などの化学物質の不均衡によって生じる精神的障害や、反社会的行動に対する治療法としては推奨されません。

何に注意すべきか

理想的には、信頼している知人に紹介してもらった療法士を選ぶのが一番良い方法です。次善の策としては、かかりつけの医師に紹介してもらうか、関連団体のどれかに電話し、自宅に近い療法士を推薦してもらうという方法があります。また療法士を選ぶ前に、あなたは男性女性どちらと居るときに心が安らぐかを確かめておきましょう。予約を入れる前にもうひとつ、その療法士があなたが抱えているような症状を治療した経験を持っているかどうかを確認しましょう。

チェック

楽な気持で療法士に接することができるように、最初会う前に質問事項をメモにまとめておきましょう。

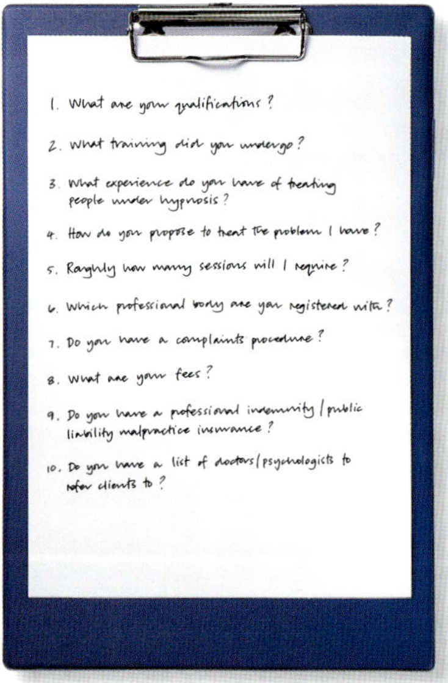

ラポール（共感）の創造

催眠療法を始める前にしばらく療法士と談話し、人間的にラポール（共感）を感じることができるか、そして彼／彼女の知識に信頼が持てるかどうかを確かめましょう。不安な時は相談できる友人に同伴してもらうのも良いでしょう。このような申し出を断るようでしたら、その療法士には疑いの目を向けた方が良さそうです。最初に診察に訪れた時は、診察室が適度な静けさが保たれ、プライバシーが保護されているかをチェックしましょう。バタンというドアの閉まる音や人の叫ぶような声は、催眠療法にとって破滅的な影響を及ぼします。

催眠療法士

催眠療法士の人格は資格認定書と同じくらいに重要です――あなたの気持を和らげるような人でなければなりません。

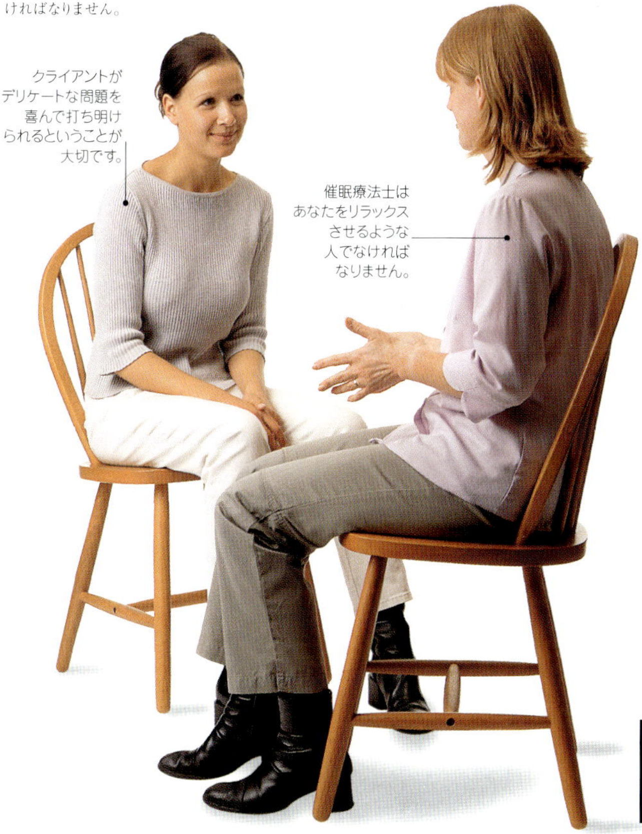
クライアントがデリケートな問題を喜んで打ち明けられるということが大切です。
催眠療法士はあなたをリラックスさせるような人でなければなりません。

催眠技法の初期の活用法

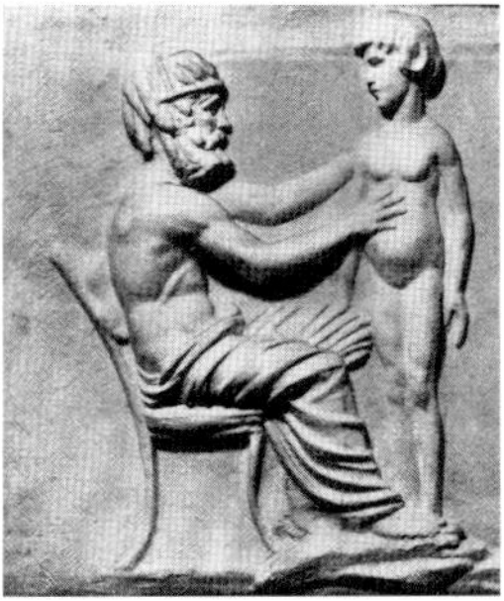

歴史
催眠療法は
古代から有効な治癒手段と
考えられてきました。

病気の苦痛を和らげる手段として催眠を利用するという考え方は、医学の歴史を貫いて現れてきました。中国医学の祖、黄帝は今から4千年以上も前に言葉を治療の道具として用いたと伝えられています。またBC3000年頃に造られたエジプト王の墓には、催眠の手順が象形文字で刻まれています。催眠療法について書かれている最古の文書は、BC1552年以前のエジプト医学の実技を記録したエーベルス・パピルスです。それには、医者はその手を患者の頭の上に置き、自分には超人間的な力が宿っていると告げながら呪文や暗示を唱え、それによって病を癒したと書かれています。エジプトのピュロス王、ローマのウェスパシアヌス帝、そしてフランスのフランク王クローヴィス1世からシャルル10世までの王たちもまた、同様の方法で治療を施したといわれています。

「医学の父」といわれているギリシャの医師ヒポクラテスもまた、このような現象について考究したことが知られていますが、彼は「眼を閉じなさい。そうすれば魂は肉体的苦痛の源を探し出すでしょう」と述べています。

聖書と催眠

聖書には、初めて催眠がおこなわれたことについての記述が、『創世記』第2章21-22節にあります。「主なる神はそこで、人を深い眠りに落とされた。人が眠るとあばら骨の一部を抜き取り、その跡を肉でふさがれた。」この場面では、催眠は神によって麻酔として用いられています。その結果アダムはあばら骨の一部を抜き取られる間まったく痛みを感じませんでした。『使徒行伝』には、12使徒の1人パウロが1人の男の目をじっと見つめ傷を癒したという記述があります。「大声で『自分の足で、まっすぐに立ちなさい』といった。すると彼は踊り上がって歩き出した。」(『使徒行伝』第14章9-10節)

サウルやヨブの眠り(『サムエル記』第26章12節、『ヨブ記』第4章13節及び33章15節)は催眠性トランスと同種のものであると信じている人もいます。またキリストはトランスを誘導することによって多くの人々を治療したと考えている人もいます。

戦闘での催眠

13世紀モンゴルの皇帝ジンギスカンは黒海から太平洋にまたがる大帝国を築きましたが、彼は集団催眠を利用しました。

眠りの寺院

近代催眠との関係で最も有名な古代の遺跡は、エジプト、ギリシャ、ローマにある眠りの寺院でしょう。エジプト、ナイル川のほとりにある眠りの寺院は、BC5世紀頃、豊穣の神イシスを祀る寺院として建立されましたが、イシスはまた治癒力を持つ神としても信仰されていました。儀式は、被験者が呪術師的な僧侶によって磁石に吸い付けられるような眠りに陥り、そこにイシス神が現れ診断と治療法を告げるというものでした。眠りの儀式はBC4世紀のアスクレピオス寺院の建立によってギリシャへと伝播していきました。寺院の建設には200年から300年かかったといわれています。アスクレピオスはギリシャ・ローマ時代の医学の神ですが、夢にあらわれ病を治療すると信じられていました。

ヒーリング技法

眠りの寺院で用いられたヒーリング技法は、後世に開発された方法とよく似ていますが、とりわけフランツ・アントン・メスメール（24～5ページ参照）の技法を連想させます。そのなかには、按手、磁力の利用、視点の固定、リズミカルな旋律、音楽的儀式などがあります。

ヒーリングを求めるギリシャ人は、沐浴によって身を清め、貢物を捧げることによって心を清めた後、はじめてアバトン（聖なる眠りの部屋）に入ることを許されました。ギリシャ社会の市民の多くはヒーリングの価値を認めていましたが、知識人のなかには、イカサマではないかと疑問を呈する人々もいました。

ヒーリングの儀式

治癒は僧侶の手にいざなわれ
横になること（按手）によって
誘導されると信じられていました。

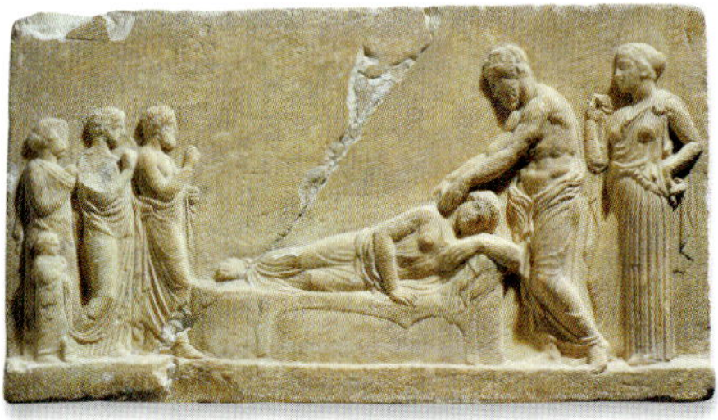

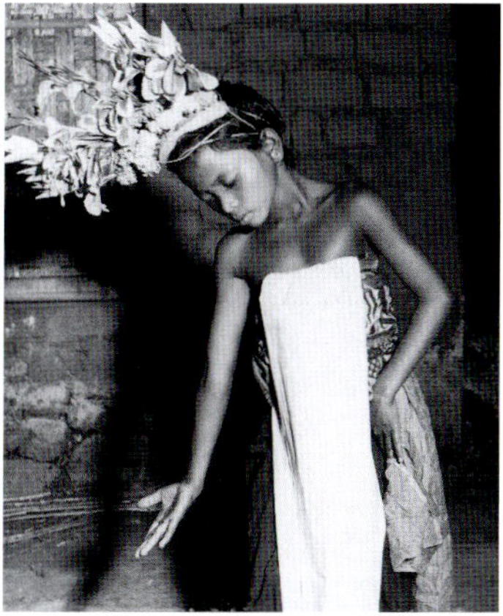

甘美な夢

寺院に入ると、
患者は治療法を
授けてくれる神
アスクレピオスの降臨を
希求します。

カラー・セラピー

寺院の壁はさまざまな色に
塗り分けられていましたが、
色はヒーリングにとって
大切な意味を持つと
考えられていました。

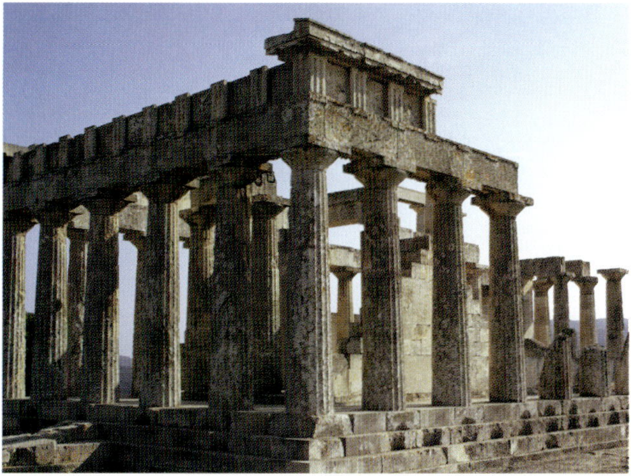

催眠療法の先駆者

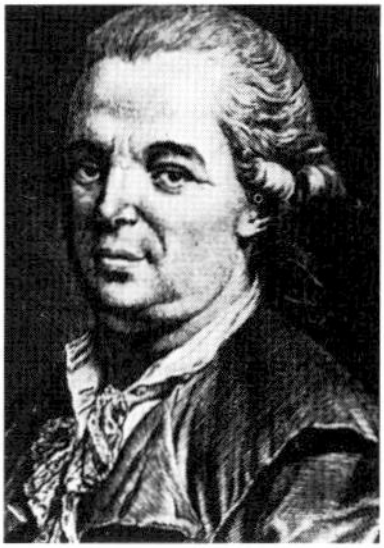

フランツ・アントン・メスメール
1778年、メスメールがパリに到着するやいなや、彼と彼の「動物磁気」は熱狂的な支持を獲得しました。

近代催眠療法の歴史は18世紀に始まります。異彩を放つオーストリアの医師、フランツ・アントン・メスメール（1734-1815）が「動物磁気」の理論を広めるためにパリに到着した時からです。同時代の多くの人々からペテン師という誹りを浴びせられましたが、現在ではメスメールは催眠と心理療法の先駆者として認められています。

科学それともスキャンダル？

メスメールは、病気は体内の磁力バランスが崩れることによって生じると考え、自分自身の身体から患者の身体へと磁力を転移させれば病気は治ると考えました。彼は患者の肌に触れるか触れないかのところを、手で掃くようになぞりました。数分から長い時は1時間以上にも及びましたが、やがて患者は「うっとりとした」（メスメリック—メスメールの名が語源）「トランス」あるいは「昏睡（コーマ）」状態に陥りました。

メスメールはこの力を「動物磁気」と名づけましたが、それはこの力が人体の神経組織に作用すると考えたからでした。治療を受けた患者は眼疾からリウマチまで確かに良くなったと神にかけて誓いました。これはメスメール自身は気づいていませんでしたが、彼の手技が患者の自己催眠を誘導し、そのことによって患者の潜在意識が活性化され、それが治癒力を向上させたと考えられます。

懐疑に直面して

彼の零落は、彼が大衆だけでなく、医学界にも認知されたいと願ったことから始まりました。彼の動物磁気は大衆的な人気を勝ち得ましたが、その結果従来通りの治療法を続けていた医師たちは大きな打撃をこうむり、彼らの大半がメスメールを憎悪しました。懐疑論者たちはルイ16世に讒訴し、動物磁気の犯罪性を明らかにするための調査委員会を発足させました。

調査委員会はコップの水に磁気を帯びさせるようにメスメールに命じ、それからその水をこっそりと普通の水に置き換えました。置き換えられた水を飲んだ1人の女性が典型的なトランスに入ったことから、調査委員会は、彼の治療法の効果は磁力からではなく、患者の想像力によるものだと結論づけ、彼をペテン師と決め付けました。

メスメールは失意のうちにパリを去りましたが、彼の後継者たちは施術を続け、やがて芝居がかった治療法にのめり込んでいきました。

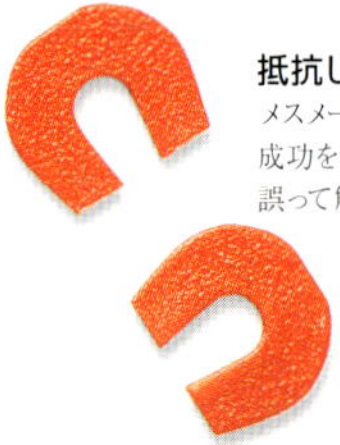

抵抗し得ない力
メスメールは彼の治療の成功を磁力によるものだと誤って解釈していました。

初期の治療法

幾人かの小説家が、パリのホテル・ビュリオンで開催されたメスメールのサロンの様子を描写しています。彼は神秘的な雰囲気を作り出すために照明や音楽で効果を演出し、同時に動物磁気が反射する性質を持っていると考えていましたので、鏡を多用しました。被験者たちは有名な「磁気桶」の周囲に座らされました。それは一度に多くの人を治療するために動物磁気を貯めておく道具として開発されたもので、ブリキのバケツ、あるいは木の桶に鉄材や鉄粉を入れ、それに磁気を帯びた水を注ぎ、多くの可動式の鉄の棒が差し込まれているというものでした。桶の上部にはいくつもの穴があいており、被験者たちはそこから手を伸ばし、鉄の棒をつかんで「磁気の流れ」を体内に呼び込む仕組みでした。磁気の循環を促進するため、部屋にいるすべての人が手を繋ぐように求められました。

エスデール・メソッド

スコットランドの医師ジェームズ・エスデール（1808-1859）は、四肢の切断、腫瘍摘出などを含む250以上もの外科手術を行いましたが、麻酔として「動物磁気催眠（メスメリズム）」だけで手術に臨みました。彼はその時動物磁気を用いると、痛みだけでなく発赤や腫脹までも消失することを発見しました。クロロホルムの発見がなければ、エスデールの麻酔法はその後も永く存続していたかもしれません。

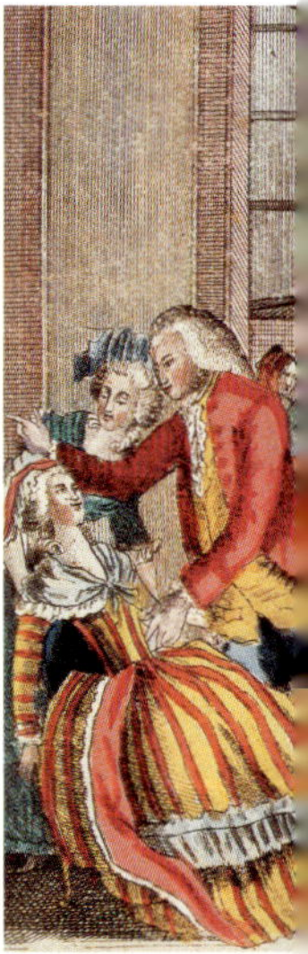

精神的ショック
磁気の流れを遮蔽する物体が取り除かれると、患者は精神的ショック状態に陥り、笑い出したり、泣き叫んだり、失神したりしました。

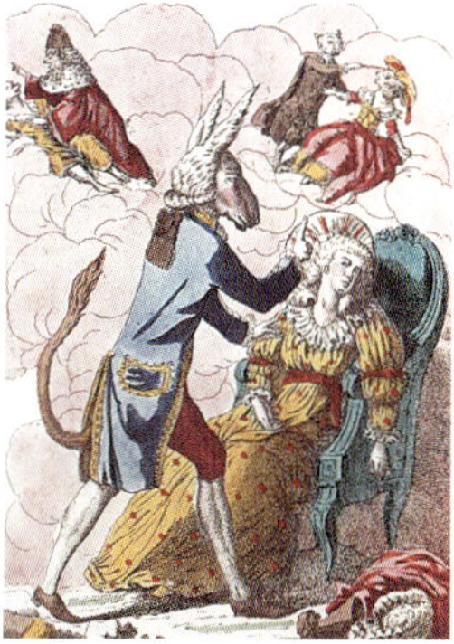

戯画

メスメールは当初
大きな成功を収めましたが、
人生の後半、
嘲笑の的となりました。

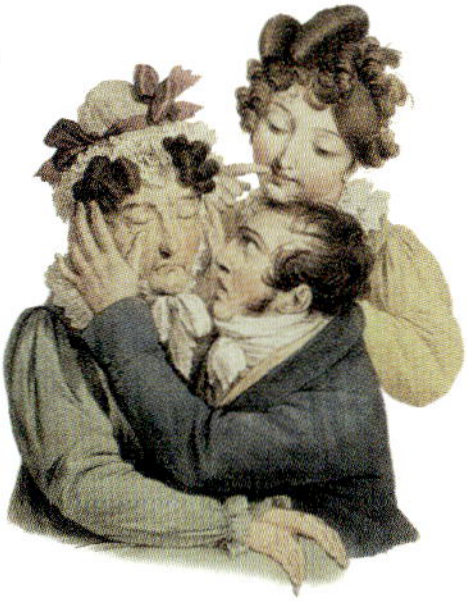

先駆者

現在から
振り返ってみると、
メスメールは
近代催眠の先駆者と
いうことができます。

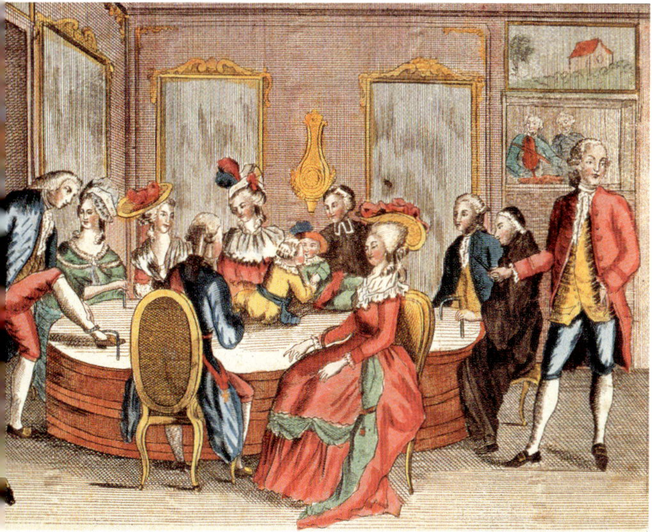

科学的関心の新たな波

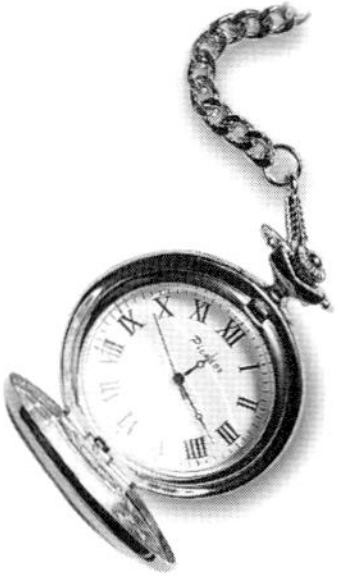

イギリスにおける進化
ジェームズ・ブレードは被験者に
1点を凝視させることによって
催眠状態を誘導しました。
彼はまた振り子時計技法も編み出しました。

トランスが持つヒーリング効果に再度光を当てたのは、マンチェスターで開業していたスコットランド出身の眼科医ジェームズ・ブレード（1795―1860）でした。催眠（ヒプノーシス）という語は彼によって、ギリシャ語で眠りを意味するヒプノスから造られました。彼はメスメリズムの実技を見ているうちに催眠に大きな関心を寄せるようになりました。彼はその現象は神経系の属性に起因し、神経系が激しく消耗した時に催眠状態が現出すると考えました。

ブレードの神経学的理論は誤ったものでしたが、催眠を科学的な用語を用いて生理学的、解剖学的な基礎の上に立脚させようとしたものでした。このことによって彼の仕事は科学者から信頼されるものとなりました。

フランスにおける探求

ブレードの死後、催眠に対する関心はイギリスでは衰えていきましたが、19世紀最後の4半期、フランスの数人の権威ある科学者が催眠に関心を寄せ始めました。そのなかで最も高名な人物は、サルペトリエール病院のフランス人精神科医師ジャン・マルタン・シャルコー（1825―93）でした。彼はその病院でヒステリック病棟を含むいくつかの病棟の責任医をしていました。シャルコーは、催眠はヒステリーと類似のものではないかと考えました。というのは、彼が暗示によって引き出した催眠的現象の多くは、ヒステリー症の症状によく似ていたからです。
　シャルコーは、催眠は精神的に変調をきたした人にだけ生じる病理学的な状態であるという学説を立てることによって基本的な誤りを犯しました。シャルコーの弟子のピエール・ジャネットは催眠の探求を受け継ぎ、それは人為的に作られた、精神の一部が他の部分から独立して機能する「精神分裂」状態であるとみなしました。
　医学博士オーギュスト・アンブロワーズ・リエボー（1823—1903）とナンシー大学心理学教授イポリット・ベルネーム（1837—1919）は、催眠を心理学的な原因に基づく正常な現象と認めた最初の科学者でした。彼らは催眠を治療の一環として使えるのではないかと考えました。
　19世紀も末になると、フランスでの催眠に対する関心は薄らいでいきましたが、皮肉なことに今度は英国医師会が催眠を治癒力のある治療法の1つとして認定しました。

ジークムント・フロイト

19世紀末、精神科医ジークムント・フロイトはパリのサルペトリエール病院で催眠状態の精神病患者を観察する機会を得ました。この経験から大きなインスピレーションを得たフロイトは、その後独自の心理療法理論を発展させていきました。催眠状態にある精神病患者の行動を観察するなかで彼は、日常的な普通の顕在意識の下に、もう1つ別の、私たちには未知の意識が横たわっているのではないかと考えました。このように考えたのは彼が最初ではありませんでしたが、彼は「無意識」を精神病理学の主要な研究対象として位置付けた最初の人でした。

記憶の扉を開く鍵

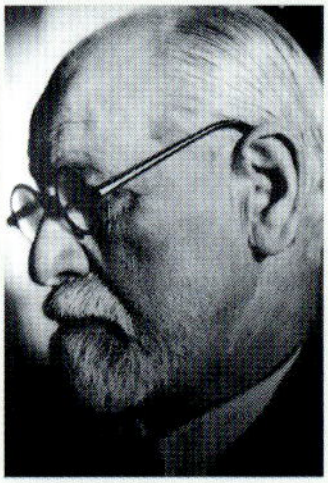

懐疑

フロイトは患者が催眠に入りやすいかどうかを予見することは不可能であるから、催眠は有効な手段ではないと結論づけました。

フロイトは抑制された記憶の扉を開く手段として催眠を活用することに反対でした。その理由の1つは、彼が催眠誘導はあまり上手ではなかったからでした。彼はまた、催眠による神経症の治療は、患者がその症状の本質を理解するのに何の役にもたたず、神経症の原因となるものは手つかずのまま残されてしまうと考えました。彼の考えの背景には、彼が心理療法の実技を科学的に分析せず、権威ある学者という立場からそれを見下し信用しなかったという事実があります。20世紀初頭におけるフロイトの新しい精神分析理論の興隆は、心理療法の手段として催眠を活用することに対する全般的な拒絶という結果を導きました。

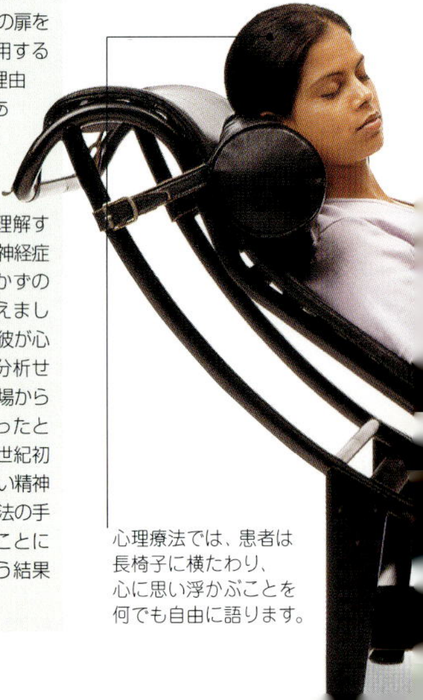

心理療法では、患者は長椅子に横たわり、心に思い浮かぶことを何でも自由に語ります。

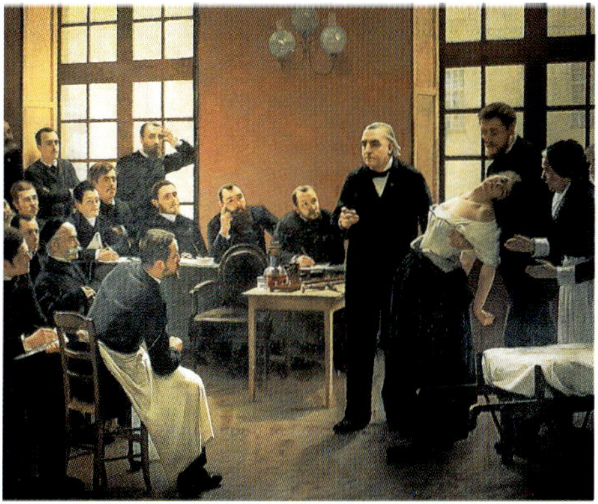

学派

フロイトはサルペトリエール病院でシャルコーの下で学び、ピエール・ジャネットと共に仕事をしました。彼はまたベルネームの催眠と心理療法に関する本をドイツ語に翻訳し、それを通じて当時の催眠技法には精通していました。

感情転移という現象──患者が幼少の頃ある人物に対して持っていた感情を分析医に対して向ける（転移する）現象──は、一面では催眠的退行に似ています。

精神分析療法

精神分析療法はフロイトによって発展させられたもので、人格や行動を無意識的な欲求と葛藤によって説明するものです。人格はイド（個人を快楽へと向わせる本能的衝動）、エゴ（内的欲求と現実とを調和させる）、超エゴ（道徳や両親によって植え付けられた社会的規範に由来する）の3つによって構成されているとみなされます。

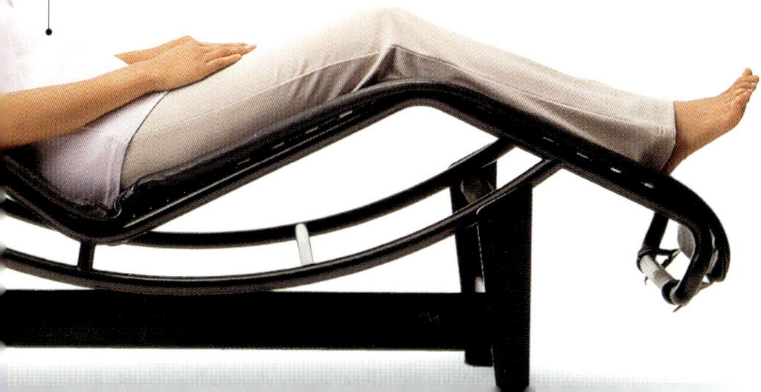

20世紀における催眠

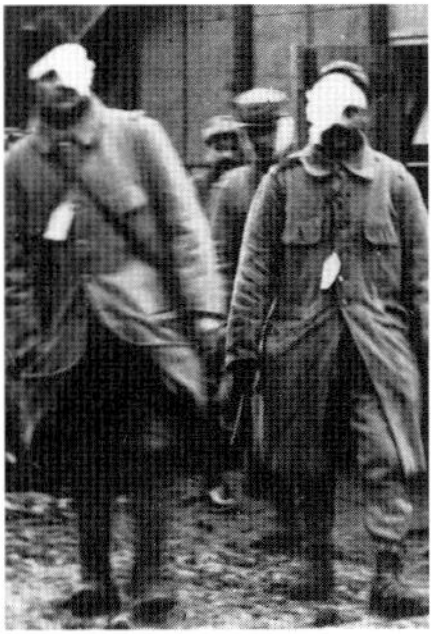

歩く負傷兵
第1次世界大戦中のフランス、ムーズの野戦病院の兵士たち。催眠療法は帰還兵の治療に幅広く活用されました。

両大戦にはさまれた時代、催眠は心的外傷後ストレス障害（PTSD）の治療に用いられました。英国医師会は1955年までに催眠を医学的に効果のある治療法として承認し、ついで1958年にはアメリカ医学協会（AMA）がそれにならいました。1960年から今日に至る時代は、催眠の黄金時代と考えられるようになりました。心理学における人間主義心理学の台頭——それは行動主義の硬直した考え方やフロイト学派精神分析理論の時代遅れの決定論に対する反発とみることもできます——の一翼をになうものとして、催眠は医療外の目的で、動機づけ（モチベーション）、創造性の解放、悪癖解消などの多くの分野で活用されるようになりました。その元になっている考え方は、催眠によって自分自身をより深く理解し、心をリプログラミング（再設定）することができれば、人々は本来各人に備わっている創造的可能性に到達することができるというものです。

更なる前進

催眠はある種の精神的な障害を治療する有効な手段であると認められてきましたが、アメリカの精神科医で心理学者のミルトン・エリクソン等のグループは、催眠には更なる可能性があり、それはもっとクリエイティブな方法で利用することができるということを示しました。また彼らは、催眠は決まりきったスタイルによる直接的暗示という画一的な利用法に限定されるべきではないということも提示しました。
英国ロンドン大学キングス・カレッジの医療心理学と神経科学の助教授であるジョン・バトラーは、心身症に苦しむ多くの患者を正統的な西洋医学で治療してきたのは間違いであり、心身症の多くはストレスに満ちた生活の産物であると主張しています。そしてそれこそが最近30年に催眠の利用が増大した大きな要因であると述べています。催眠がさまざまな心身症に対して非常に効果の高い治療法であるということが日々証明されつつあります。

ミルトン・エリクソン

アメリカの精神科医で心理学者のミルトン·エリクソンは、催眠の医学的活用と催眠療法の両者を認知させることに最も大きな貢献をした人の1人です。エリクソンは催眠状態に入りにくいと思われるクライアントでも、本人が学習していると気づかないうちに思考と学習の新しい方法を吸収させることができると考えました。彼は、物語り(ナレーティング)、隠喩(メタファー)の創造、逸話(アネクドート)の詳述などの方法によって被験者とのコミュニケーションを図りました。このような形の暗示は、催眠に対する被験者の批判機能を迂回し、ある場合には被験者の変化に対する抵抗を回避することができる、と彼は考えました。

戦時下における催眠

第1次世界大戦の勃発と共に催眠に対する関心はいっきに高まり、単独で、あるいは心理療法の一環としてシェルショック(戦争神経症)に苦しむ兵士の治療に用いられました。大戦の終了と共に関心は薄らいで行きましたが、いくつかの心理学研究室ではその後も研究が続けられました。そのなかでも、尊敬を集めたアメリカの心理学者でミルトン・エリクソンの師でもあったクラーク・ハルの研究室は有名です。第2次世界大戦が始まると再び催眠に対する関心は高まり、催眠は後に医学的に解明され心的外傷後ストレス障害(PTSD)という正式な病名を与えられたシェルショックの治療法の1つとして活用されるようになりました。

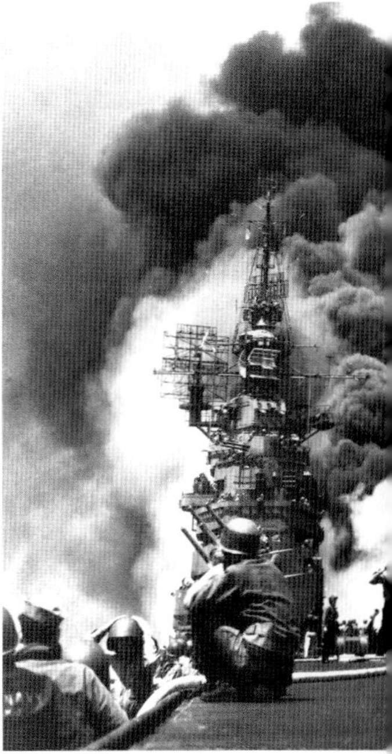

激しさを増す戦闘
戦時下で戦闘員たちは、凄惨な出来事を日常的に目撃しました。

ある証言

第2次世界大戦最中の1944年、マーガレット・ドレーパーさん——彼女はいま70歳代で健在です——は、フランスの野戦病院で負傷した兵士を受け入れる看護婦として勤務していました。彼女は、傷病兵の治療に際し麻酔薬の在庫がなくなると、その代替として催眠麻酔が用いられるのは珍しくないことであったと証言しています。

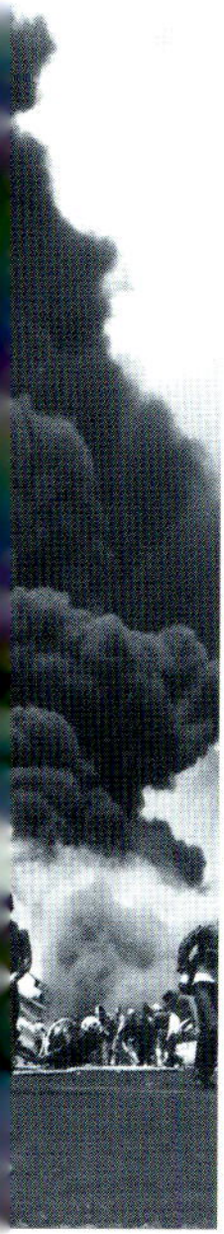

精神的荒廃

帰還した多くの兵士は自らが
ストレス障害に罹っていることに気づき、
助けて欲しいと切実に訴えました。

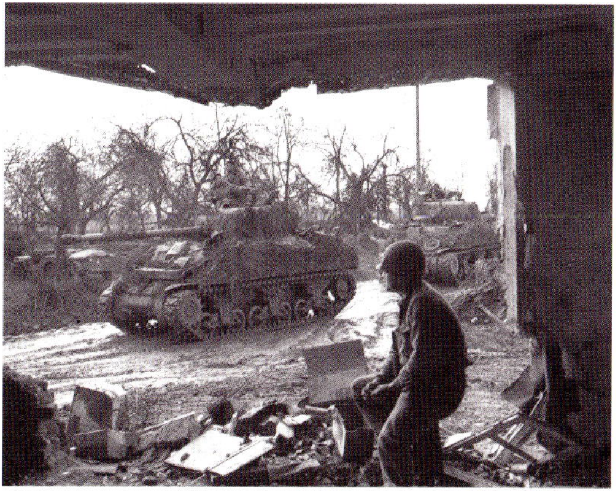

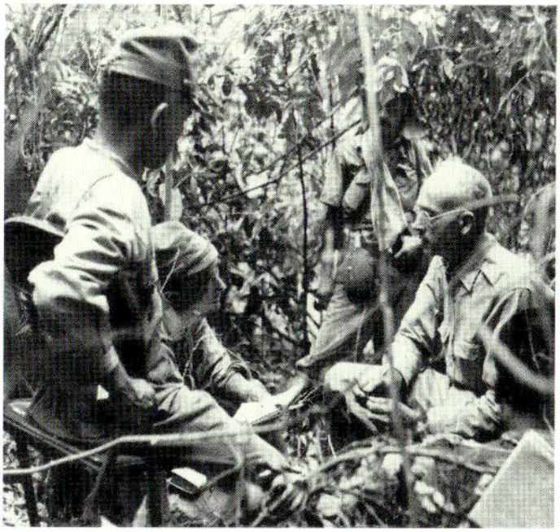

無力化された兵士

この写真に見られるような
形の出来事
——武器を持たない
アメリカ軍の兵士が
武装した敵兵に囲まれ
尋問を受けています——
は、その人の心理状態に
長期にわたり悪影響を
及ぼすことがあります。

近代大衆社会と催眠術

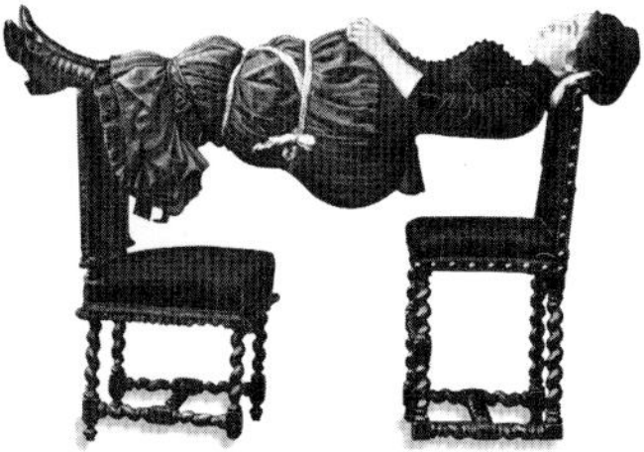

ヒューマン・ブリッジ
ビクトリア朝時代の興行的催眠術師によって実演された人気出し物に、「ヒューマン・ブリッジ」があります。催眠状態下で筋肉を硬直させるように暗示を受けた被験者は、わずかに頭と踵を椅子の上に載せるだけで全身を支えることができるようになります。

催眠術やメスメリズムは、つねに大衆の想像力をかきたて人々を魅了してきました。催眠術師のパフォーマンスは大衆娯楽の分野でも小説の分野でも最も関心を惹くところでした。興行的催眠術師の登場は今から150年以上も前、19世紀初頭に遡ります。1830年代、ユニバーシティー・カレッジ・ロンドンの外科教授であったジョン・エリオットスンはフランスから数人のメスメリストを招き、一連の興行的技法を披露させました。そのなかで最も印象的だったものは、エリザベス・オーケイという物静かで控え目な召使いの女性が、メスメリズムによって陽気で茶目っ気に溢れた人になり、見学者をジョークで沸かせたというものでした。ビクトリア女王時代の興行的催眠術師は、観客の1人にインクをワインと思わせておいしそうに飲ませるというパフォーマンスを得意としていました。

フィクションの中の催眠術

催眠術もメスメリズムも同時代の文豪の作品のなかで大きく取り上げられています。チャールズ・ディケンズの小説『オリバー・ツイスト』のなかに、オリバーは眠っているあいだに遠く離れた場所で起きている出来事を見通す能力を持っている、というくだりがあります。現代の読者はこの1節に当惑させられるかもしれませんが、1830年代後半のビクトリア朝時代の読者は、彼が磁気催眠を受けているということを難なく理解できたものと思われます。チャールズ・ディケンズ本人もメスメリズムに強く傾倒していきました。ディケンズと同じく、ジョルジュ・ドゥ・モーリアも催眠術に創造意欲をかき立てられ、大衆小説『トリルビィー』を書きました。スベンガリーという邪悪な人物によって催眠術をかけられた歌い手トリルビィーは、「驚くほど優美で、豊かな、そして新鮮さに満ちた」声を獲得したのでした。

　また映画の世界でも、催眠は監督にとって恰好の素材であることを証明してきました。イングリッド・バーグマンとグレゴリー・ペックが共演する映画『スペルバウンド』(1945)では、女性精神科医が患者の幼い頃のトラウマを催眠を使って解消していく場面が描かれています。また映画『テレフォン』(1977)では、催眠術師は1本の電話だけで被験者を殺人へと向わせる能力を持つものとして描かれています。また映画の主人公として不滅の人気を誇るドラキュラ伯爵は、妙齢の女性をトランスに導く力を持っています。

見世物としてのトランス

催眠術ショウは一般に、会場の中から最も催眠術にかかりやすそうな人を選ぶことから始まります。1つの方法は、グループを選び、全員に指を組み合わせて両手を組んでもらい、「両手は決して離れません」という暗示を与えるものです。本当に離すことができない人が何人か出てきますが、その人たちが恰好の被験者ということになります。催眠ショウに対して、催眠にふさわしくない環境の中で被験者が催眠をかけられていること、また被験者にとって不適当な暗示がないかどうかを探る十分な予備的問診が行われないこと、さらには後催眠をかけられる危険性があることを知らされないまま催眠が行われることに対して警鐘を鳴らす催眠療法士もいます。

催眠術師的能力

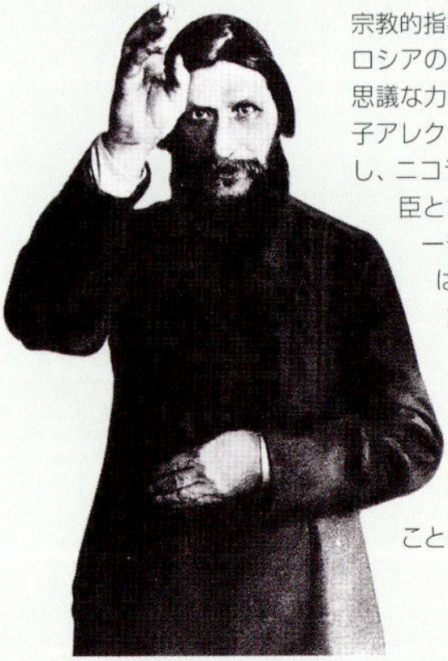

宗教的指導者を自称していたロシアのラスプーチンは、不思議な力でロマノフ王朝皇太子アレクセイの血友病を治療し、ニコライII世と皇后の寵臣となりました。ラスプーチンの不思議な能力は催眠術師的能力だったのではないかと推測している作家もいます。最近の研究では、催眠には出血をコントロールする力があるということも報告されています。

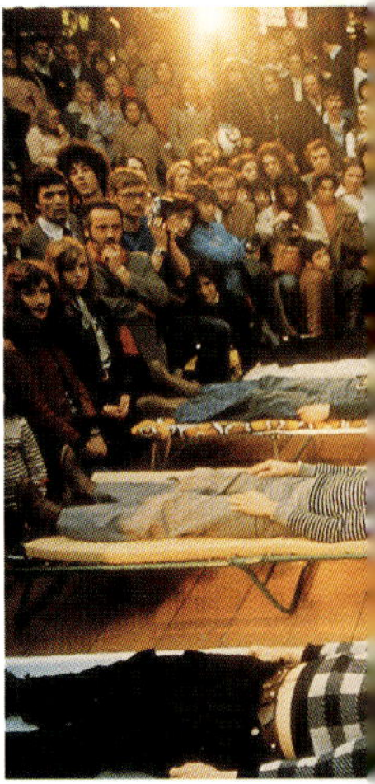

訴訟

イギリスの興行的催眠術師ポール・マッケンナは、彼のパフォーマンスに参加した観客の1人クリストファー・ゲートによって告訴されました。彼はバレリーナのように踊ったり、バスの車掌や宝くじに当選した人のように振る舞いました。ゲートはこの催眠の後自分の人格は変わってしまい、急性の精神分裂症と診断されたと主張しました。裁判所はゲートに対して、精神的変調は偶然の一致であったという判決で答えました。

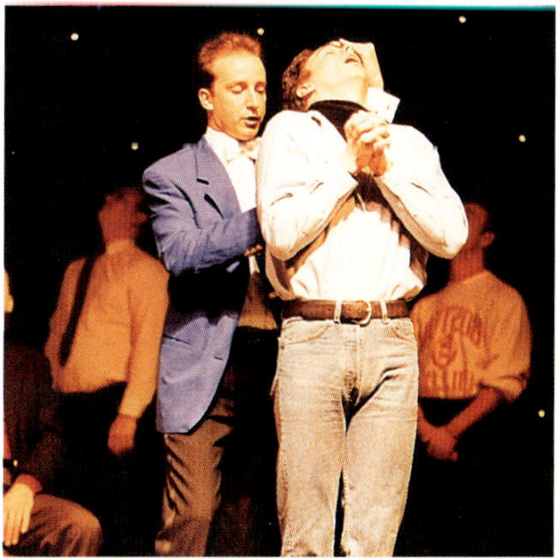

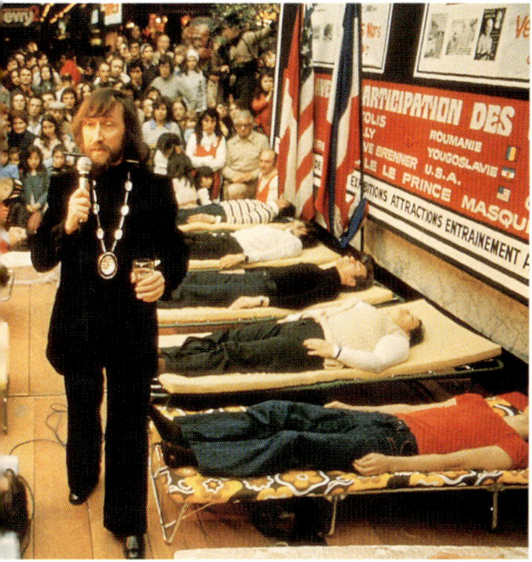

法的規制

イギリスでは1952年に催眠術法が施行され、地方自治体に娯楽目的での催眠術の実演を規制したり禁止したりする権限が付与されました。この法律では、21歳以下のものに催眠を施すことは禁止されています。

商売の秘訣

催眠術師は脳の創造的領野に働きかけて数名の観客を自己抑制心のない状態にします。

その他の文化における催眠

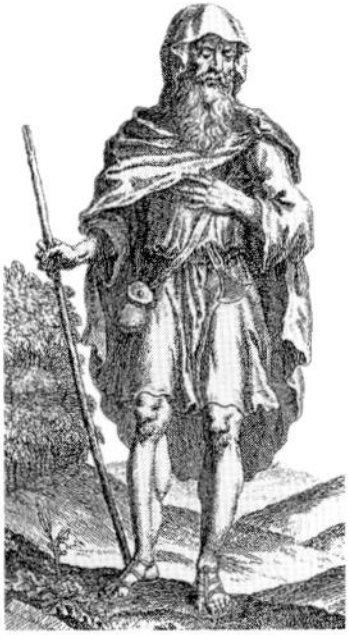

ドルイド教

キリスト教以前のイギリス、フランス(ガリア)、アイルランドのケルト族の宗教であったドルイド教は、その儀式の中にある種の催眠を取り入れていました。

催眠は地球上に存在する多種多様な社会において、哲学や宗教の中に表現されています。ドルイド教(古代ケルト族が信仰した宗教)では、トランスは「神秘の眠り」と呼ばれていました。ネイティブ・アメリカンやアフリカのいくつかの文明では昔から、太鼓を鳴らしたり踊ったりすることで催眠状態が誘導されることが知られています。それらの音や動きによって人々は昂揚し、遂には顕在意識が横へしりぞき、潜在意識が現出するポイントへと誘導されるのです。

ヒーリング

古来からシャーマンはヒーリングを実施する準備段階で、自らの精神の集中を高めるために独特の儀式を行います。彼らはまず、いかなるものであれ気を散らすものがない場所、例えば森や洞窟の中の完全に隔絶された場所に身を置きます。次に「下の世界」に降りていくために、可能な限りリラックスした状態になります。多くの場合、これは世界の始まりのビジュアライゼーションを意味しており、その後に開びゃくの旅が続きます。その旅はしばしば太鼓の響きや声明(しょうみょう)、詠唱に伴われて行われます。途切れなく反復されるリズム、旋律によってシャーマンの無意識は強く患者に焦点を合わせていき、その無意識の意志で病人を癒していきます。

催眠を伴うものであれ伴わないものであれ、暗示によるヒーリングは古代のほとんどの文明で行われていたようです。

また様々な文明において、魔術的呪術師あるいは宗教的聖者は、瞑想（メディテーション）、声明などの種々の宗教的儀式に導かれてトランスに似た恍惚状態に入ることが記されています。福音書の中に出てくる多くの奇跡は、暗示を非常によく利用しているように思われますし、病気に苦しむ人の側の信ずる力の重要性も強調されています。心理学のどの学派も、どの宗教も、そしてどの哲学も催眠性トランスを独占することはできません。催眠という主題については、非常に多くの幅広い考えが世界中に存在しています――催眠を神によってもたらされたものであると信じている人もいれば、神秘の力、霊的な力によるものだと信じている人もおり、あるいはまた単に自己暗示によるものだと考えている人もいます。

催眠の神秘

人類の歴史をつうじて言えることですが、催眠の知識は少数の支配階級によって秘匿され、謎に覆われてきました。その結果催眠を今でもある種の秘教のように見ている人もいます。それが広く認知されるまでには永い年月が必要とされました。

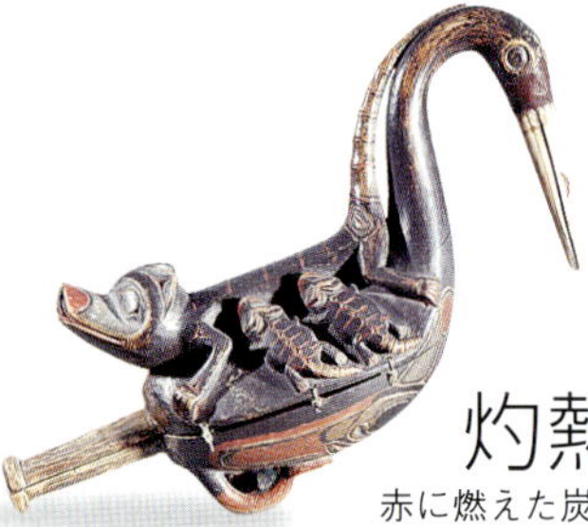

シャーマンの仮面

灼熱の炭の上を歩く

真っ赤に燃えた炭の上を歩く行為、火渡りは、最も古くから知られているトランスに入る方法の1つです。ヒンズー教やチベット仏教の信者、ネイティブ・アメリカンなどの人々によって行われてきましたが、現在再び流行しつつあります。アメリカでは精神的、感情的な強さを獲得するために、すでに3万人以上の人々が火渡りを試みました。彼らはそれによって不安を克服し、自信を持つことができたと述べています。火渡りは自己催眠によって痛みを感じない状態(無痛覚;アナルゲシア)が作り出されていると考えられます。懐疑的な人々は、炭火は激しいやけどを起こすほど熱を早く伝えないとか、濡れた草から出る蒸気がやけどから守ってくれているだけだと反証しています。

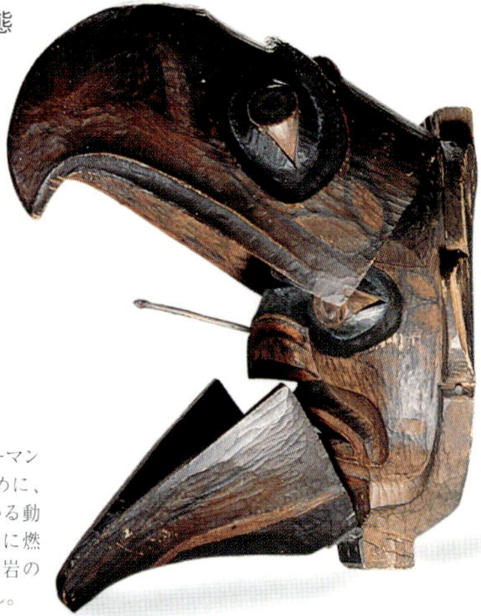

身体的苦痛の超越

ネイティブ・アメリカンのシャーマンは部族の集落を清めるために、部族の先祖と考えられている動物の仮面をかぶり、真っ赤に燃えた炭、熱く焼けた石、溶岩の上を歩かなければなりません。

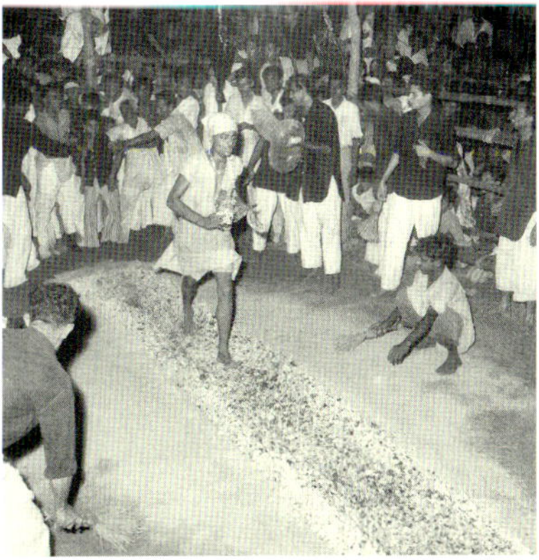

転位（ディスロケーション）
火渡りを行う人は自己催眠によって、脳の中枢を肉体から発せられる物理的信号から解離させています。

文化的多様性
原始から伝わった儀式を通じてトランスに近い状態を創りだすことと臨床的催眠との間には、ほとんど違いはありません。

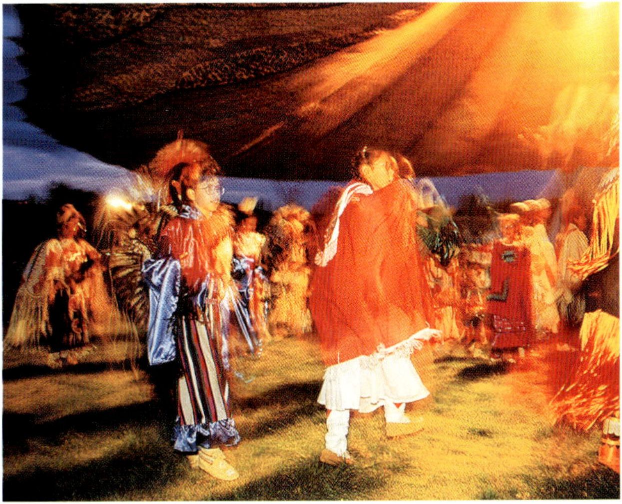

動物世界における催眠

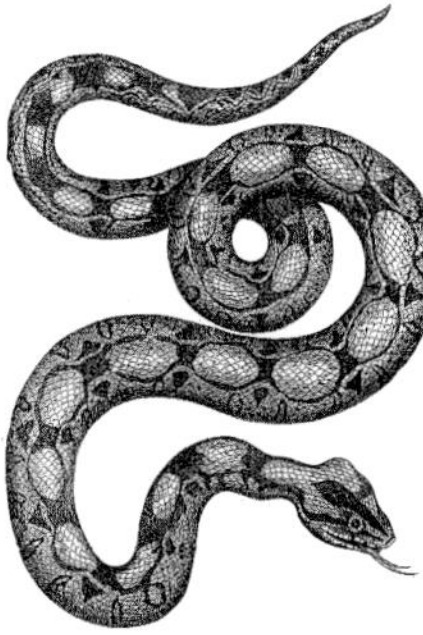

草叢のヘビ
ヘビは獲物に催眠術をかけて
動けなくし、やすやすとそれを
捕食するという言い伝えがあります。

催眠はけっして人間に固有の現象ではありません。50種以上の動物が「動物催眠」の状態に入ることが知られています。

動物催眠

動物催眠とは、動物が誘導されて動きを停止したり、部分的な麻痺状態になったりする不思議な状態のことを指します。例えばニワトリをしっかりと掴んだまま、平たい場所に横向きに30秒ほどじっとさせておくと、催眠状態に入らせることができます。最初は抵抗しますが、突然静かになって全然動かなくなります。ウサギやモルモットも、二匹の背中をくっつけるようにして個体同士を隔てている空間を急に狭めてやると、催眠状態に入らせることができます。

多くの動物が越冬のために活動を停止する冬眠も、ある種の催眠状態と考えられています。人間の催眠もこのような動物の単純な反応を受け継ぎ進化させたもので、いわば盲腸のようなものであるという理論もあります。

動物各個体の催眠に対する感受性は遺伝的な要素であり、交配によって形質を操作することが可能であるということを示す実証例もいくつか示されています。

鱒のつかみ獲り

動物を催眠状態に入らせるもうひとつの方法に、リズミカルに撫でるという方法があります。昔から漁師の間で伝えられてきた「鱒のつかみ獲り」の方法は、ある種の動物催眠と考えられています。漁師は淵みに腕を入れ、水の中を流れるようにゆっくりと鱒が潜んでいる場所まで動かします。腕が鱒の下にきた時、できるだけゆっくりと鱒の腹を撫でてやります。やがて鱒は漁師に寝かせつけられたようにじっとして動かなくなります。漁師はそれをつかみ、岸辺に放り投げます。

捕食動物から身を守る

チャールズ・ダーウィンは動物催眠を「擬死」と考えましたが、今日最も受け入れられている説は、それは恐怖によってもたらされるというものです。恐怖に直面したとき動物は硬直したように動かなくなりますが、それは相手の注意がこちらに向かないようにするためです。いくつかの種では催眠は、弱いオスが交尾を成功させるのを助けるという形で種の保存に役立っています。イノシシ蜘蛛の場合、通常メスはオスに比べてはるかに大きく力もありますが、求愛行動に入ったオスはメスを「催眠状態」に入らせる力を身に付けます。こうしてオスはメスにたいして主導権を握ることができるようになります。

催眠技法

ほとんどの催眠技法は、専門の催眠療法士による診療か指導のもとで行われる必要があります。しかしいくつかの例外もあります。リラクゼーションとビジュアライゼーションは自宅で独習することができ、安全に、そして生産的に役立てることができます。専門の療法士に教授してもらうのも良いでしょうし、本やビデオテープで学習するのもよいでしょう。

最も単純な言い方をすれば、リラクゼーションやビジュアライゼーションは白日夢の状態を確実にする方法であるということができます。子供は日常的に創造的な白日夢を体験しています。それはネガティブな状況に対する代償を得ようとする心の自然な働きです。過去においても、人々は日常生活の苦しさから心を解放する力を得るために燃え盛る火を眺めたり、教会に行ったりしました。悲しいことに現在多くの人が、現代生活の喧騒と煩雑さのなかでこのような能力を窒息死させています。わたし達は心をリラックスさせ身体を休息させることをあまりにもしばしば忘れすぎているのではないでしょうか?

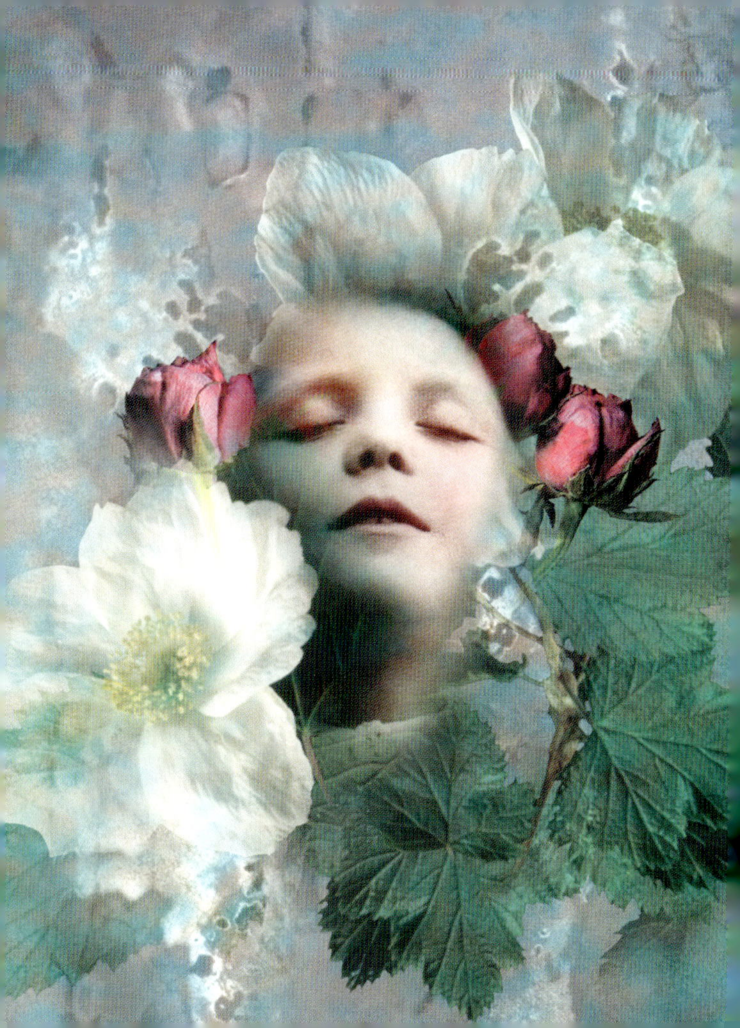

リラクゼーション：ストレス反応の克服

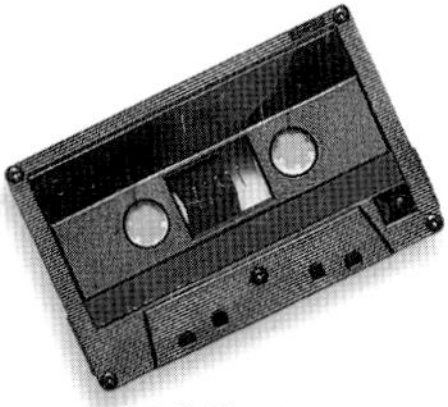

リラクゼーション
リラクゼーション用のテープは悲観的な考えをもたらす危険を避けるため、楽観的な言葉を用いて作られています。

定期的にリラクゼーションの時間を持つことは身体と精神の健康のために必須ですが、ストレスはしばしばわたし達が自然なリラックス状態に入ることを妨げます。21世紀も引き続き問題になっているものの1つに、ストレスがわたし達の身体に及ぼす影響という問題があります。最も一般的なストレスの感覚（口の渇き、心拍数の増大、極度の緊張）は、「闘争もしくは逃走」（fight-or-flight）反応から生じます。それはあらゆる動物が持っている自分を危険な状況から逃れさせたいという根源的な生存本能です。

「闘争もしくは逃走」反応は、自律神経系によってコントロールされています。それはわたし達が眠っている時も呼吸や心臓拍動を維持させている不随意の神経系です。そしてこの自律神経系は、さらに2つ、交感神経と副交感神経に分かれ、それらは互いに相反する働きをもっています。交感神経は心拍数を高め、副交感神経は心拍数を低下させます。ストレスや危険に直面すると、交感神経の働きが過剰になり、腎臓の上に位置している副腎を刺激し、血液中にアドレナリンを分泌させます。その結果、血液などの身体資源が内臓器官から筋肉へと移動させられます。こうして闘争もしくは逃走の準備が整えられるのです。間に合いそうもない締め切り、試験、人間関係のこじれなど、ストレスが常に存在している状態に身体的活動の停滞という状況が重なると、アドレナリンが常に循環系統に維持されるという状態が生まれます。そのため身体はほぼ常態的に興奮状態に置かれますが、その結果は、刺激され覚醒された状態ではなく、むしろ反対に消耗しきった恐慌に襲われやすい状況になります。こうして慢性的ストレスによる多くの身体的精神的症状があらわれてきます。

カーミング（心の鎮静）

リラクゼーションは「闘争もしくは逃走」反応をコントロールする交感神経系の作用を鎮める働きがあります。リラクゼーションの方法は、ほとんどが自宅で独習し実行することができます。リラックス状態に入るのを助ける暗示が絶え間なく流れるテープを購入したり、ヨーガや瞑想（メディテーション）を行うなど多くの方法があります。ヨーガでは、独特のポーズと呼吸法を調和させると深いリラックス状態が得られます。瞑想は日常の喧騒から精神を自由にするために行うもので、文節、単語、マントラ（呪文、真言）を唱え、脳をそれに集中させるという形で行います。

大空
リラクゼーションの効果を
最大限高めるために、心が休まる風景を
頭の中に思い浮かべます
(ビジュアライゼーション)。

リラクゼーションの実技

簡単な呼吸法や筋肉弛緩法は独習することができ、それによって血圧降下、心拍数の減少、ストレスホルモン分泌量の低下などの生理学的に有益な効果を得、ストレスによる身体的、精神的影響を減らすことができます。リラクゼーションは呼吸を鎮め、筋肉を弛緩させ、消化プロセスを改善し、さらに免疫系の働きを活発にすることによって病気に対する抵抗力を強める効果があることが証明されています。

呼吸法の練習

ヨーガ、瞑想といった古代から伝わる術が、日常とは異なった精神状態を作り出すためにどちらも独特の呼吸法を用いるということはけっして偶然ではありません。呼吸法が重要な理由は、それが不随意活動でありながらも顕在意識によってコントロールすることができ、そのことによって心と身体のあいだに橋を懸けることができるからです。「闘争もしくは逃走」反応において呼吸が速く浅くなると、血液中の二酸化炭素が排出されすぎてしまい、よくある失神状態やパニック状態が惹き起こされます。腹式呼吸をすることによって血流中の酸素と二酸化炭素の量を適度に保つことができ、身体の緊張を解きほぐすことができます。

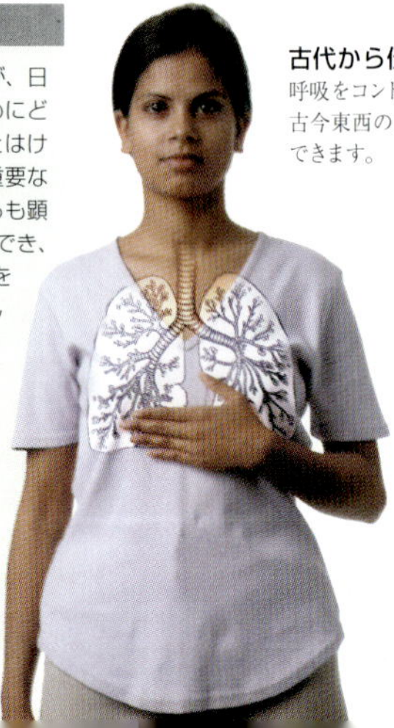

古代から伝わる術
呼吸をコントロールする術は、
古今東西の文化に見ることが
できます。

漸進的筋弛緩法（PMR法）

漸進的筋弛緩法は1930年代にエドモンド･ジャコブソン博士によって考案された技法です。それは身体の各部をリラックスさせることによって、身体の内部機能を強く意識し、感覚の受容性を高めるというものです。

目を静かに閉じて、自分の身体の重さを感じます。普段よりもゆっくりと呼吸し、呼吸のリズムと上下する腹腔に意識を集中させます。右足の筋肉を緊張させ、数秒間その状態を維持し、次に弛緩させます。ふくらはぎと太腿の筋肉も同様にします。左の足、脚で同じことを繰り返します。臀部の筋肉も左右それぞれ緊張、弛緩を繰り返し、次に腹筋でも同じことをします。右の拳を緊張、弛緩させ、次に右腕も同様にします。次に左の拳、左腕も同様にします。肩の筋肉を耳まで持ち上げ、数秒保持した後、弛緩させます。

顔の筋肉をこわばらせ、次に力を抜き弛緩させます。最後に呼吸に神経を集中させます。手の指、足の指が楽にぴくぴくと動かせるほどになったら、ゆっくりと両膝を折り、身体を横たえ回転させて起き上がります。

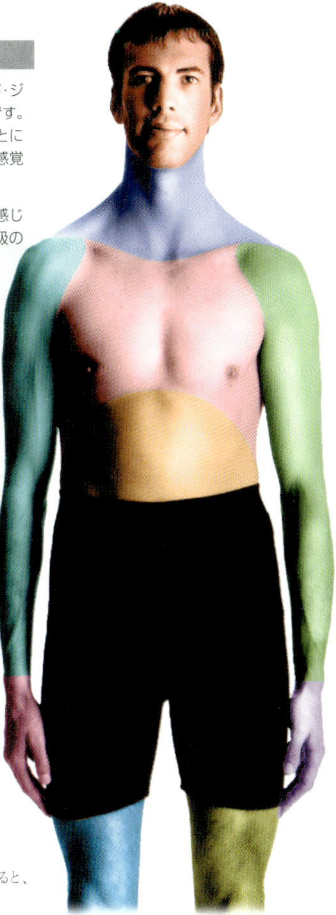

ストレスと闘う

筋弛緩法をマスターすると、ストレスの度合いを自分でコントロールすることができるようになります。

ビジュアライゼーション：潜在能力の発揮

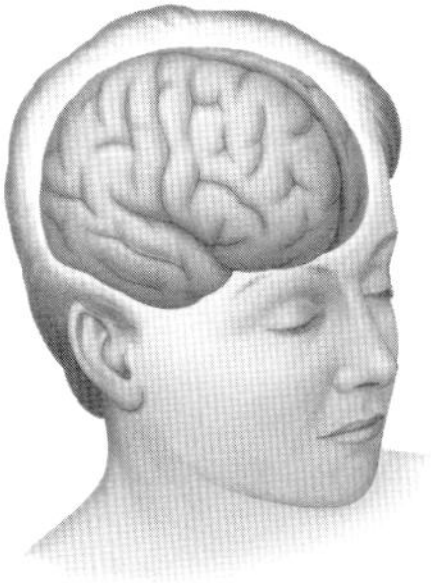

感覚療法
心を刺激するイメージを作り出すとき、視覚的なイメージだけでなく、匂いや触感といった他の感覚もイメージします。

ビジュアライゼーションは想像力を用いてストレスを克服する力を強化し、潜在能力を発揮させ、癌などの病気に罹った時(p.160-163参照)の身体の自然治癒力を増大させる技法です。それは夢を見ることとよく似ていますが、意識を恣意的に自分に有益な事象を想像させるように仕向けるという点が異なっています。この療法は心と身体は分離することができず、思考様式は心に作用するだけでなく身体にも作用を及ぼすという考えにもとづいています。

ビジュアライゼーションによって自分の心のうちに、自分が快適と思える自分だけの場所を創造します。それは南海の孤島であるかもしれませんし、柔らかな陽ざしを浴びた牧草地かもしれません。ストレスを感じたとき、目を閉じてそのようなお気に入りの場所に心の休暇に出かけるのです。この技法はまた面接の予行演習にも使うことができます。面接に臨んでいる自分を想像し、頭のなかでビデオを流すように最初から自分の望むとおりに行動し、答え、見て、完璧な結果を出すのです。万が一ネガティブなイメージが入り込んできたら即座にそれを追い出し、ポジティブなイメージと置き換えます。運動選手を指導するスポーツ心理学者は、かなり以前から成功をビジュアライズすることによってそれが現実化する可能性が高まるということを認識していました。運動選手は実際にトラックを走ったりバーベルを持ち上げたりせずに、頭のなかで理想的な動きの映像を繰り返し流すことによって予行演習を行い、動きを完璧なものに仕上げていくことができます。

ビジュアライゼーションの実技

静かな場所に快適な椅子を用意し、リラクゼーションを実行します(p.48-41参照)。リラックスしてきたと感じたら、視覚的なイメージと暗示を導入します。導入するイメージに良いもの悪いものの区別はありません。それは各人の主観と経験によって決まります。

ビジュアライゼーションは脳のなかでも、創造性、想像力、感情的反応をつかさどるより直感的な部分、右脳の活動を促進すると考えられています。多くの研究で、ビジュアライゼーションを他のストレス減少技法と組み合わせて用いると、呼吸、心臓拍動、血圧などの生理学的プロセスに良い作用を及ぼすということが示されています。

ケーススタディー：面接

スーザンさん29歳は、面接に失敗した苦い経験を持っています。彼女はそのとき全身が震え、多くを語りすぎ、早口で喋りました。いうまでもありませんが、彼女は1次審査で落ちてしまいました。彼女はより上級の財務コンサルタントの職に就くために面接を受けたのですが、彼女の前には4人から5人の面接官が並んでいました。そのことで彼女はすっかりあがってしまいました。彼女はリラックスして簡潔に応答し、どんなに困難な状況に立たされても冷静で自信に満ちていることを示さなければならなかったのですが、実際はまったく逆になってしまいました。その後彼女は面接テクニックの本を読み、ビジュアライゼーションの様々な方法を学び、そして次の面接に臨む決心をしました。

ディテールに注意する

スーザンさんは面接の時
どのように自分を見せるか細かい
ところまでビジュアライズしました。

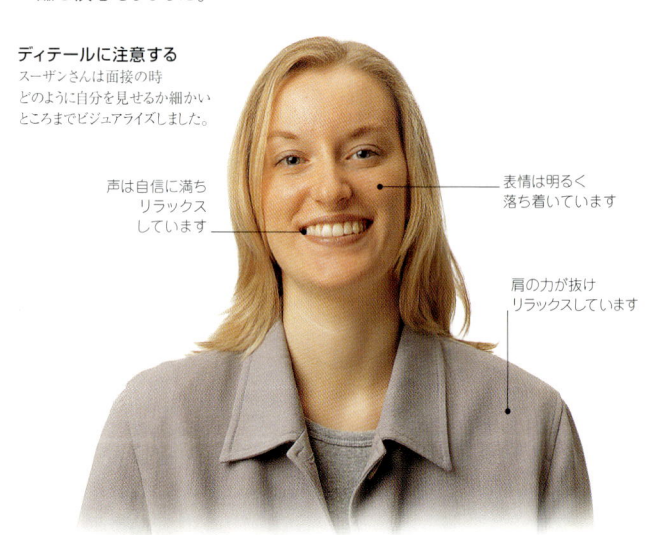

声は自信に満ち
リラックス
しています
表情は明るく
落ち着いています
肩の力が抜け
リラックスしています

ポジティブシンキング

治療経過

スーザンさんは面接室に入る前に自己催眠を行うようにアドバイスされました。彼女は面接の前に、採用が決まり皆に祝福されている時に味わうであろう感情をビジュアライズしました。その結果彼女の循環系にポジティブな化学物質が分泌され、彼女は意気揚々とした気分になることができました。彼女は成功の感覚で神経系を満たし、悠々と自信をもって面接室に入っていきました。

結果

スーザンさんが行ったビジュアライゼーションは、自己実現の予言となりました。彼女は知性的に自信をもって面接に応じました。その日のうちに彼女のもとには採用を知らせる電話が入りました。

成功

面接はスーザンさんがビジュアライゼーションしたとおりに進みました。

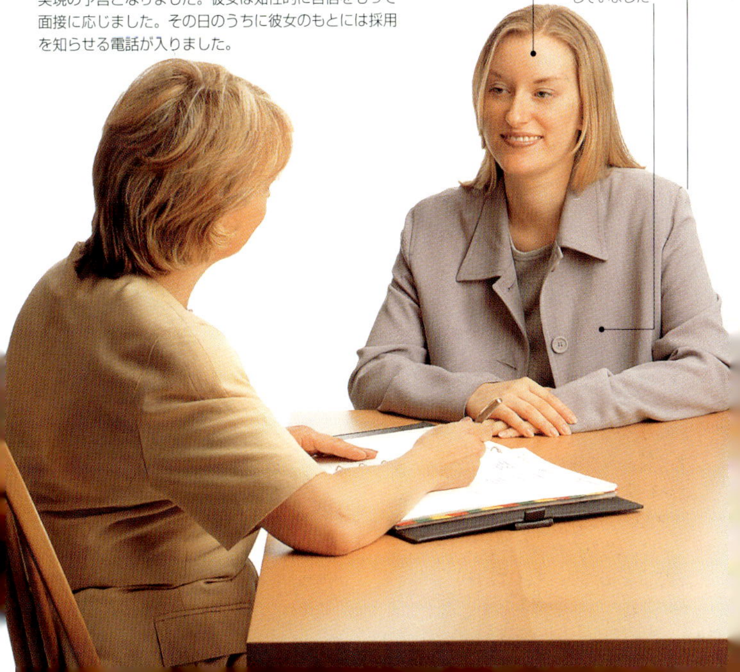
彼女の表情は自信に満ちていました
彼女の心臓拍動は一定で、身体もリラックスしていました

神経言語学：コミュニケーションのコントロール

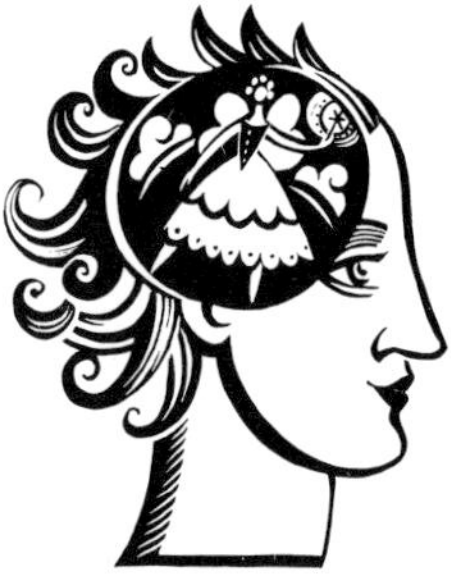

プログラミング
五感を経て記憶によって再構成された経験によって、わたし達の可能性や考え方は支配されています。

神経言語プログラミング（NLP）は、1970年代に言語学の教授ジョン・グリンダーと心理学研究生リチャード・バンドラーによって開拓された分野です。その主要な目的は、なぜ一部の人々は他人とのコミュニケーションを非常に効果的に行うことができるのかということを研究することによって、人々に成功の行動パターン、効果を高める方法を伝えることです。それを短く定義することは非常に難しいことですが、実践者たちは、それは心の指導書であると述べています。それはまた「エクセレンス（優秀）」な人になるための技術であり科学であるとも述べられています。

NLPとは何でしょうか？

NLPでは、人生上のほとんどの問題は、わたし達の頭の中の内部モデルから派生すると考えます。簡潔に述べますと、わたし達が知覚している世界は真実の世界ではなく、その中で真実であるかのように生活している個人個人で異なったモデルの世界なのです。NLPは主観的経験の構造――すなわち外部世界からの感覚的入力が各個人の中でどのように濾過され、修飾され、そして組織化されるかを研究します。内部モデルがどのように作用するのかということを実践的に理解するならば、人はネガティブな習慣、考え方、感じ方、信念をポジティブなものに変えることができます。

NLPの核心となっているものは、どうすれば人は成功できるかを理解すること、すなわち「エクセレンスな人の意識構造のモデル化」という原理です。NLPは各界の最も優れた人物の思考プロセス、マインド・パターンを調べ定義することを通じて、単に適性であることとエクセレント(優秀)であることの相違点を明らかにします。NLPは3つの構成部分に分かれています。「神経」は、見る、聞く、触る、嗅ぐ、味わうの五感を表しています。それは経験の最も基礎的な土台を構成するものです。「言語」は、わたし達が経験を表現し、組織化し、他人に伝えるということを表します。「プログラミング」は、これらの内部プロセスを成果を生むために組織化する戦略と技術を表しています。

NLPの開発にあたって催眠は一定の役割を果たしました。バンドラーは、催眠は日常生活のなかで自然に行われているものであり、わたし達はそれを使って他人に影響を及ぼし、他人の頭の中で何が進行しているのかを想像し、自分の頭のなかで経験を反復したりしているということを観察しました。いろいろな催眠技法が変化を生み出すテクニックとしてNLPの中に取り入れられています。

催眠療法の実施

催眠療法の1回の診療時間は30分から60分です。最初の診療では、療法士はあなたの症状の詳しい履歴、過去及び現在の治療の経緯、そして治療に関係する諸々の一般的事項について尋ねます。あなたは現在の症状に関係していると思われるすべての事柄を療法士に話すべきです。また療法士は催眠に対してあなたが持っている疑問や不安に答えます。ほとんどの人が催眠に対する知識を、事実ではなく小説や人の話から得ていますので、療法士はあなたが持っている誤った知識を取り除く必要があるかもしれません。

初めて催眠療法を受ける人が未知なものに対する恐怖を感じるのは極めて自然なことですから、療法士はあなたの不安を鎮めるように努めるでしょう。これはとても重要なことです。なぜなら、恐怖心を持っていたり、積極的な気持に欠けていたりすると、被験者は完全な催眠状態に入っていくことができないからです。

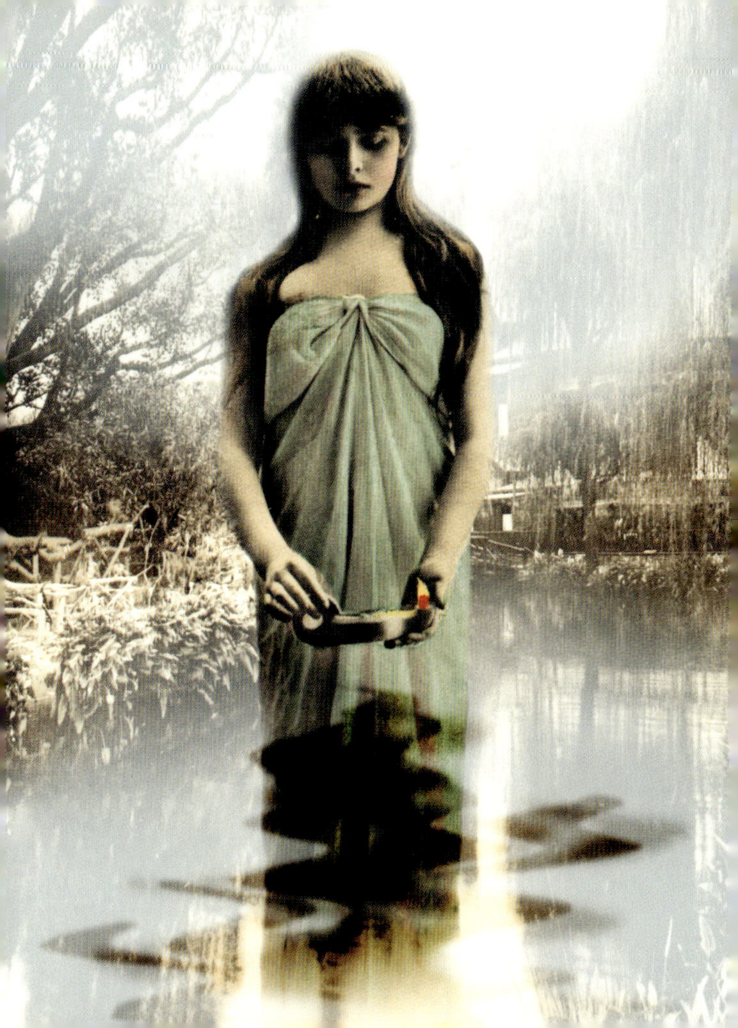

診療の開始：催眠誘導

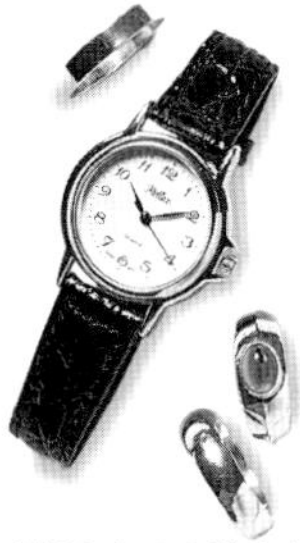

身に付けたものをはずす
催眠療法の間、あなたは身に付けている宝石類、あるいはコンタクトレンズをはずすように求められます。それらはあなたがトランスに入っていくのを邪魔するおそれがあるからです。

催眠誘導とは、身体と心の漸進的リラクゼーションを図り、「トランス」と呼ばれる被暗示性（暗示にかかりやすい）の状態を創りだすための技法です。外界に向けられている患者の意識を、そこから引き離すために多くの方法が用いられます。最も一般的な誘導法は、療法士が静かに語りかけ、あなたはだんだん楽になります、瞼がだんだん重くなります、という暗示を繰り返すものです。別の方法としては、クライアントにゆっくりと回転する円盤を見させる、30から戻って0までゆっくり数えさせるというものもあります。トランスに入ると、あなたはすっかりリラックスしていると感じるようになります。あなたの顕在意識はもはや覚醒時のように思考のすべてをコントロールすることができなくなっています。あなたは徐々に自分の内面の感情や感覚に気持が集中するようになり、それにつれて外界があまり意味を持たなくなっていきます。催眠状態にある間、あなたの時間は歪曲されていますので、あなたがどのくらいの時間「意識下の世界」にいたかを知ることは難しいかもしれません。

催眠深化法

クライアントをより深いトランスに導くために催眠療法士が使う技法を、催眠深化法といいます。ここでは療法士は、例えば「あなたはもっと深くもっと深く降りていき、もっともっと安らかな気分になります」というように、暗示の語句の中に単語の繰り返しを入れていきます。そしてあなたが穏やかな気分になれるように、「あなたは草原に横たわっています」とか「あなたは散歩しています」、「美しい夏の1日、あなたは熱気球に乗ってゆったりと大空に浮かんでいます」といった視覚的なイメージを使っていきます。ここで療法士にとって重要なことは、そのようなイメージがクライアントにとって適切であるかどうかを前もってチェックしておくということです。クライアントがもし高所恐怖症だったり、ひどい花粉症だったりすると、このようなイメージはすべてを台無しにしてしまいます。花粉症のクライアントは草原というイメージに対して、本当にアレルギー源に曝されたように身体的に反応する場合があります。

トランスの深度とは、被験者がどの程度外界から切り離され、心の内部のプロセスに集中しているかを示す尺度です。通常それは、軽トランス、中トランス、深トランスに分けられています。トランスがいくつかの層に区分されることをわたし達は知っていますが、それがどのくらいの数になるかは、学問的議論にまかせておきましょう。

学習曲線（ラーニング・カーブ）

催眠に入っていくには要領があり、それは学習によってつかむことができます。その意味では自転車に乗ることと似ています。最初は浅いトランスに到達するだけでも長い時間を要する人がいますが、診療を重ねるごとに、その過程は早くなっていきます。

被験者の適性

催眠の被験者として男性女性どちらが適しているかという点では、違いはないようです。一般に、堅固に構築された位階制をもつ組織で過ごしてきた人、例えば陸軍や海軍の軍人などがトランス状態に入りやすいということがわかっています。というのは彼らは命令に従うという資質を有しているからです。療法士は最初の診療で、あなたの催眠にかかりやすさを判定します。現実世界から自分を離脱させることに大きな困難を感じる人もいます——そのような人々は催眠誘導に対して顕著な抵抗を示し、催眠反応を測定するテストでも低い数値を示します。

1 クライアントは注意を腕に集中させ、その重さを感じるように、そしてその重さが腕から離脱していくまで力を抜くように求められます。次にその腕がだんだん軽くなっていく様子を思い浮かべるように求められます。

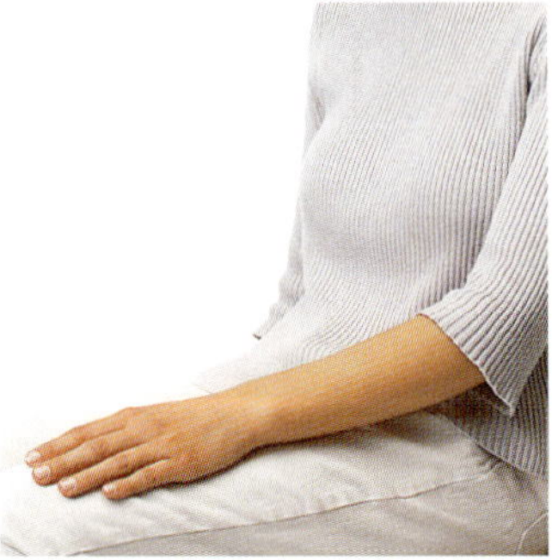

2 軽くなっていく感じは、腕の重さがまったく感じられなくなるまで続きます。最後にクライアントは、腕を完全に自由な状態にさせ、それがだんだん高く宙に浮揚するのを感じるように言われます。

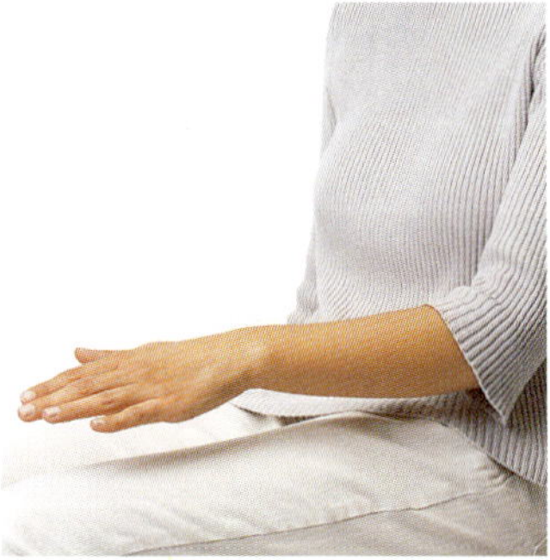

レモンテスト

あなたが催眠に適した人であるかどうかを判定するテストにレモンテストがあります。療法士はあなたに、「レモンを見ています」、「それを触っています」、「それを取り上げます」、「そしてそれを半分に切ります」と、それぞれの様子を思い浮かべるように言います。次にレモンを容器に搾りだし、その香りをかぎ、少しだけ飲む様子を頭に描くように言います。テストのあと口の中に唾液がたまっているのが感じられるなら、あなたは催眠に適したクライアントということができます。

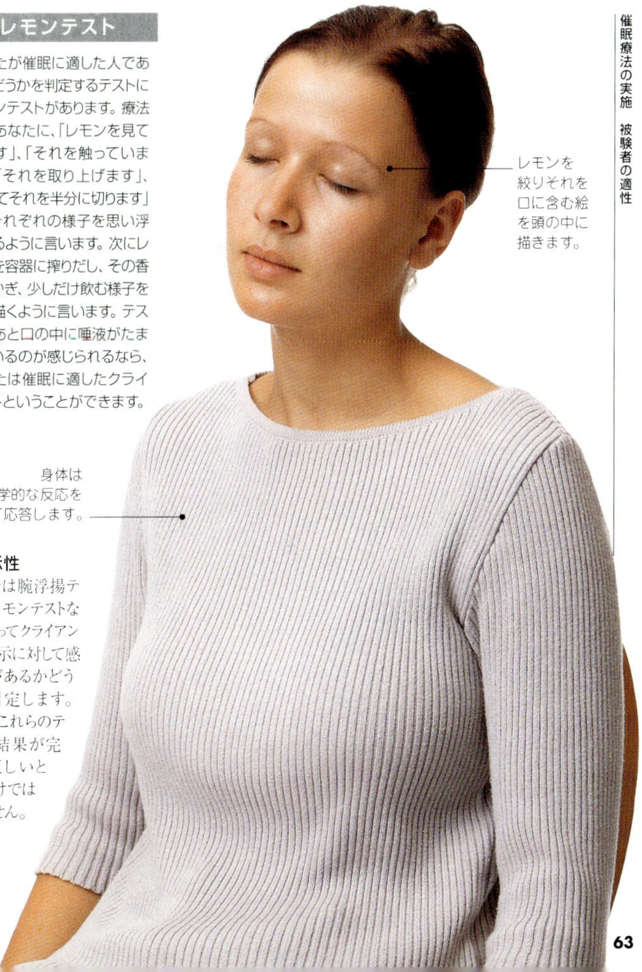

レモンを絞りそれを口に含む絵を頭の中に描きます。

身体は生理学的な反応を伴って応答します。

被暗示性

療法士は腕浮揚テスト、レモンテストなどによってクライアントが暗示に対して感受性があるかどうかを判定します。しかしこれらのテストの結果が完全に正しいというわけではありません。

トランス：目的地への到達

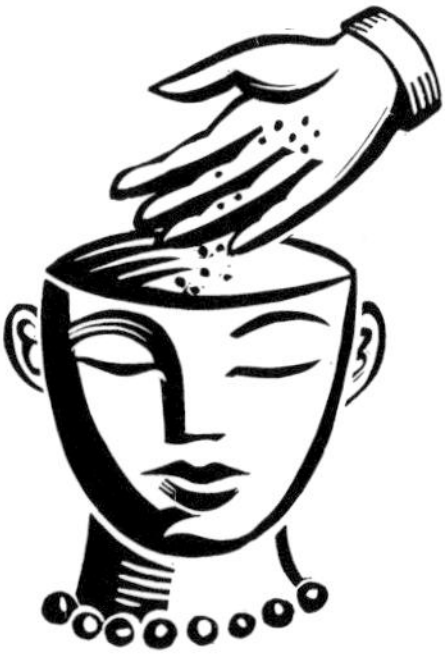

リラクゼーション

クライアントは催眠の影響下にある時、様々な観念に対してより受容的になります。

催眠状態で過ごす時間は、覚醒時のほとんどを興奮した緊張状態で過ごす人々にとってはそれ自体リラックスした時間になります。それは不安や抑うつ、身体的苦痛の喜ばしい一時的中断になることができますし、瞑想やヨーガなどの修練で到達する精神状態と似ています。しかしそれだけでは完全な心理学的療法になっているとは言えません。そこは療法士とクライアントが協力して催眠を催眠療法に変えていく「場」なのです。

不健康なパターンの改善

悩み事や身体的苦痛、その他のネガティブな思考を除去することによって、あなたは療法士があなたに向けておこなうポジティブな暗示に集中することができるようになります。つまり潜在意識の中の不健康なパターンを追い出し、建設的な考えをそこに植えつけるのです。催眠下で暗示はまっすぐ潜在意識につながり、そこでそれは信念となり、態度を変化させ、効果や行動を生み出すのです。

トランス状態にある間、被験者は療法士によって自らのポジティブな能力を認識するように導かれ、問題を異なった観点から眺めるように仕向けられ、過去に対する有益な洞察と未来に対する行動の可能性を手に入れます。最終的な目標はおおむね、顕在意識がすでに認めている事柄を潜在意識に認知させることにあります。ビジュアライゼーションもまた、各人が生活の中で望んでいる変化を達成するための能力を強化する目的で活用することができます。

退行催眠は問題の根源を探るため、潜在意識を探検する目的で用いられます。クライアントは問題となっている感覚を最初に体験した過去の時点に遡るように求められます。退行催眠の基本的な考え方は、過去に起こった出来事をクライアントがよりポジティブな形で理解するのを支援する、というものです。催眠療法士は、各人が精神的、感情的生活に適応するのを手助けし、確信を持って人生を歩み、完全に自らの意思で決断を下すことができるように導く先生のようなものと言うことができます。

倫理規定

クライアントは決して、職を変えるべきかどうか、結婚すべきかどうかといった事柄に関して特定の結論を下すように誘導されるべきではありません。それらの決定に対する責任はあくまでも個人に帰属すべきものです。また不道徳的な、あるいは法律に反する行為を教唆する暗示、あるいはクライアントの意志に反する暗示はどのようなものであれ決して許されません。

後催眠暗示

後催眠暗示というのは、催眠の終了後に被験者に作用するように意図された「延期された行動暗示」で、クライアントがそうありたいと望む行動様式を現実のものにする暗示です。その暗示の形式は通常、「あなたはAという事態が起きれば、Bという行動をします」という形をとります。後催眠暗示を与えられた時、なぜ自分は特定の行動をとり、特定の考えが生じるのかということに全く気がつかない人もいますし、それは催眠性トランスにある時に与えられた暗示によるものだと気づく人もいます。

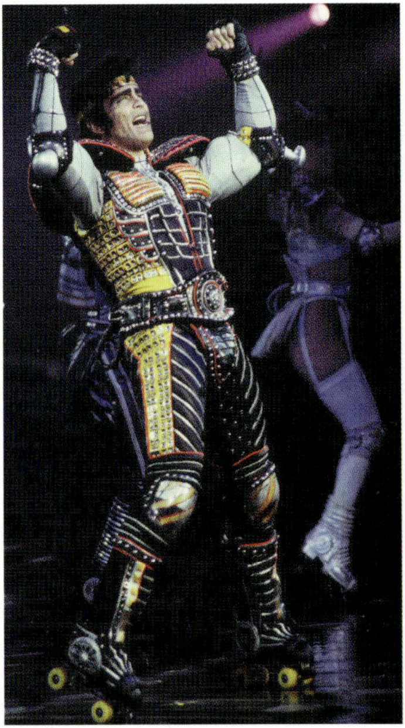

高められたパフォーマンス
俳優や歌手など人前で演技する芸術家は、しばしば舞台上で自信喪失に陥るという経験をします。彼らに対して、あなたは自分の演技能力に対して確固たる自信を持っていますという後催眠を与えることによって、彼らの演技を力強くすることができます。

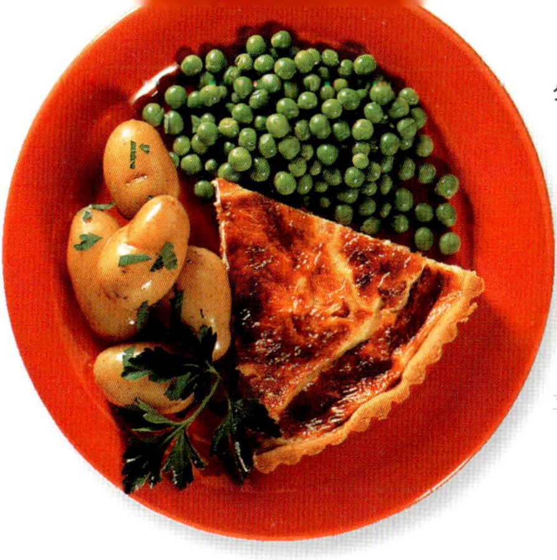

ダイエット

大切なパーティーに少し小さくなった黒いドレスを着ていきたいというのはダイエットの大きな動機でしょう。わかっているけど意志が弱くて、という時、後催眠は食事の量をしっかりとコントロールする力を身につけるのに役立てることができます。

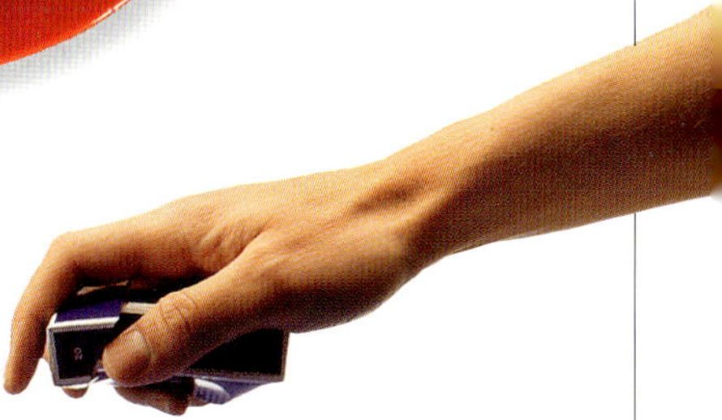

禁煙

禁煙を望んでいる人に対する有効な後催眠は、「あなたはタバコが吸いたくてたまらなくなった時はいつもその代わりに一杯の水を飲みます」、という暗示です。

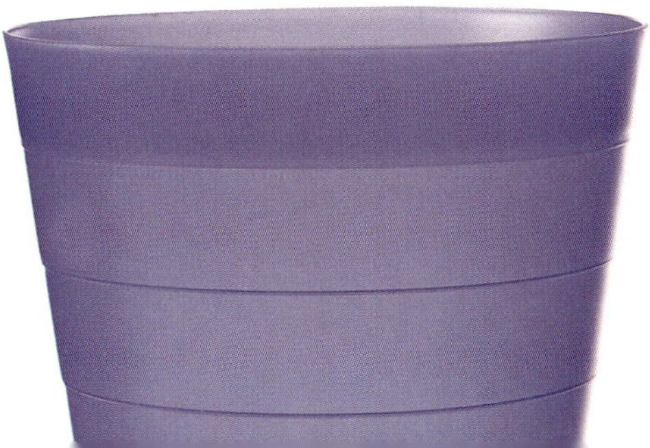

診療を終える：終結段階

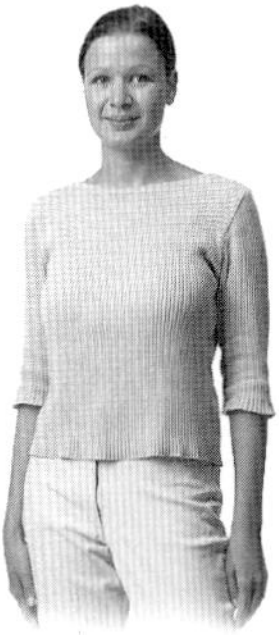

安全性
覚醒後クライアントがはっきりと意識を戻しているかどうか、自宅に無事に帰ることができるかどうかを確かめることは療法士の責務です。

催眠の終結段階、すなわち覚醒法によって診療は終わります。そのとき療法士はクライアントを覚醒させるために明確な暗示を与えます。たいていの場合は、「あなたは合図を与えられると目が開き、すっかり覚醒します」という暗示を与えるだけで十分です。療法士は「わたしが6まで数えるとあなたは完全に覚醒の状態に戻ります」という基本的な暗示を用いますが、意識が戻った時にクライアントがすっきりとした健康的な気分で目が覚めるような暗示も同時に行います。

解催眠

覚醒するまでにかかる時間は、被験者によってまちまちです。ごく少数の人ですが、療法士が覚醒させることができない人もいます。これは被験者が療法士の方法に危険を感じ、起きなさいという暗示に無意識的に逆らっている場合や、被験者が極度に疲労している場合に起こります。このとき何もあわてる必要はありません。というのは眠っている人は、そこに療法士がいるいないに関わらず、数分後、あるいは長くても数時間後には必ず目を覚まします。自然な成り行きでトランスが普通の睡眠に変わる場合もありますが、そのときは被験者は普通の睡眠からの時と同じように目覚めます。

催眠性トランスから覚醒していく過程で、人々は意識の変化を経験します。すなわち、意志、記憶力、推論能力の回復です。療法士はあなたをしっかり観察し、望ましくない後遺症が出ていないか、催眠状態を引きずっていないかを確かめます。人によっては時々軽い頭痛が起る場合がありますが、それは暗示によって簡単に取り除くことができます。

診療のあとで

催眠状態から目覚めた時、人は催眠中の出来事を何も覚えていない、という一般に信じられている考えは一部の人にしか当てはまりません。多くの人は故意に記憶をなくす暗示を与えられていない限り、催眠中に起きた出来事を記憶しています。また記憶をなくしているように見える人も、いくつか質問を受けているうちに、それが歪曲された記憶であることがわかってきます。自分は催眠中に行われたことをよく覚えているから、催眠は適正に行われなかったと不平を漏らす人は珍しくありません。そのような場合には、それらの人々にもう一度催眠の真実の姿について説明する必要があります。普段よりもずっと楽な気分になるということ以外には催眠には副作用はありません。

トランスはどんなふうに感じますか?

催眠状態の時に感じる気分は、ウトウトとうたた寝をしている時の気分に似ています。ほとんどの人が催眠状態にあるとき、身体が楽になっていることを嬉しく感じていますが、精神的には覚めていると感じています。瞑想のような気分という人もいれば、マッサージを受けた後のような気分とか、ある種のドラッグに誘導される昂揚した気分に似ているという人もいます。催眠下で経験することは、個人個人で全く異なっています。リラックス状態の時に与えられる暗示によって、筋肉の緊張、心拍数、酸素消費量、血流、皮膚温度などに変化が生じるという効果が得られます。

潜在意識への降下

催眠のあいだは身体的、心理的に非常にゆったりとした気分になります。身体的動作は一時停止するように促されますが、時々まぶたが痙攣したり、指がピクッと動いたりといった不随意の動きが起ることがあります。筋肉の力が抜け、心拍数と呼吸回数が少なくなっていきますが、これは副交感神経(不随意運動をつかさどる神経)が交感神経(意識的活動をつかさどる神経)より活発になっているからです。意識的な論理活動をつかさどる前頭葉の活動は不活発になっています。

暗示の力

暗示の効果により身体全体に生理学的変化が惹起されます。

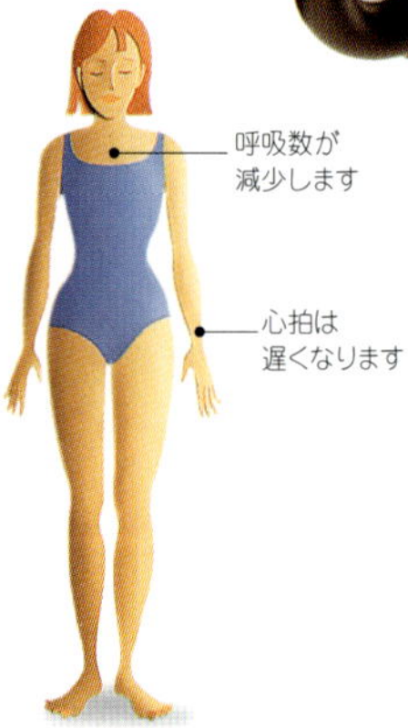

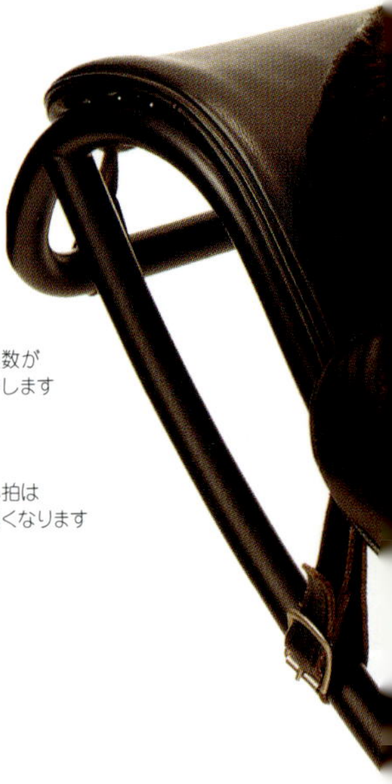

催眠の影響

催眠状態にあるときあなたは完全なリラックス状態にあります。時々まぶたが痙攣するなどの不随意な動きが生じることがあります。

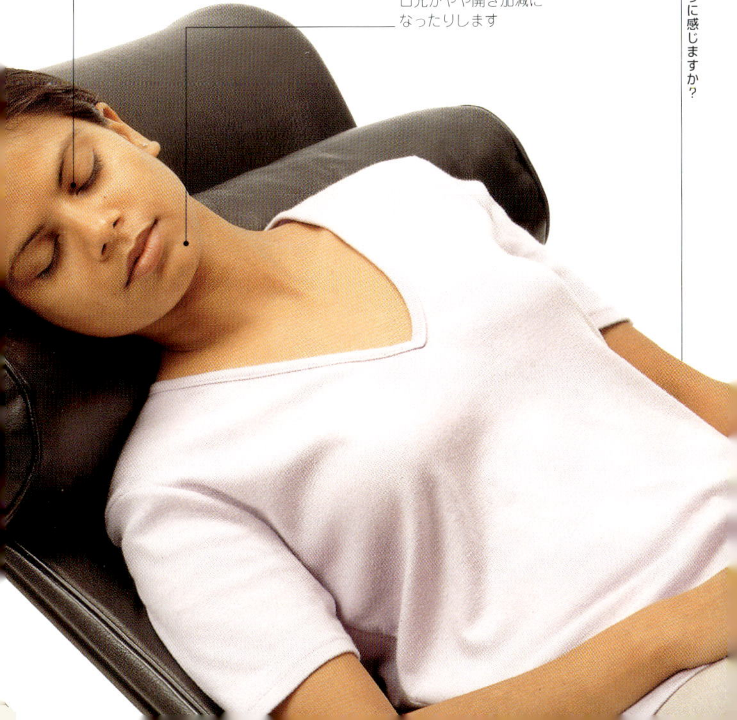
涙腺の弛緩：
涙が出る場合がありますが、悲しいことを考えているわけではありません
筋肉の弛緩：
顎が下がったり口元がやや開き加減になったりします

自宅での実施：自己催眠

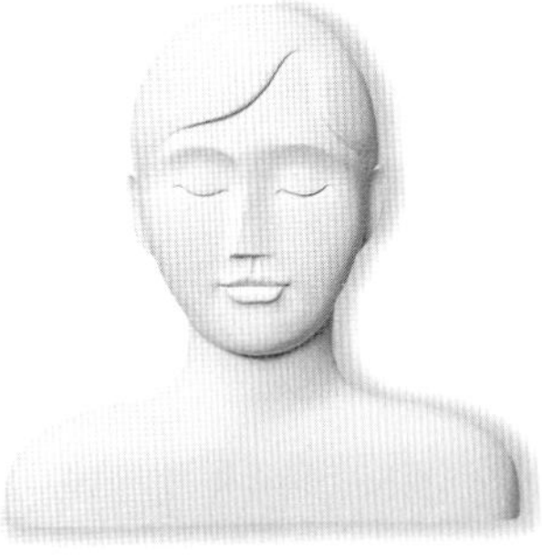

推進力
自己催眠は人に力を与え、
自らを助けます。それは自信を与え、
痛みを和らげます。

何回か診療を行った後、通常療法士はあなたに自己催眠の方法を教えます。あなたはそれによって療法士の手助けなしに自宅で治療を続けることができます。自己催眠は特に、望ましい変化があらわれるまで永くかかる慢性的な症状の治療に効果があります。自己催眠は、診療の間に療法士によって用いられる後催眠暗示、例えば「あなたは次のような合図によって催眠状態に入ることができます」といった暗示によって入りやすくすることができます。また自己防衛的な後催眠暗示、例えば「自己催眠中に他人が部屋に入ってきた時、あなたはすぐに目覚め覚醒します」という暗示が行われる場合もあります。

痛みを抑えるために行う自己催眠には危険が伴うということに注意してください。痛みはそれ自体身体の警告作用ですから、それを抑えることで重篤な病気の発見が遅れる危険性があります。

自分にあった手順を見つける

自己催眠がなかなか上手にできないという人は、催眠術師によって用いられる方法に似た自己催眠手順を学ぶと良いでしょう。よく用いられる方法は、壁面に赤い目印を固定し、それを見つめながら手足の力を抜いていき、目が疲れてきて自然にまばたきを繰り返すうちにひとりでに目が閉じていくというものです。それでも難しいようでしたら、療法士に頼んで特にあなた向けに誂えた暗示を含む催眠誘導をテープに録音してもらいます。市販されている催眠誘導テープもありますが、やはり適正な資格を持つ療法士の下で何回か診療を行い、技法に対する適性を形成してもらい、自己催眠を有益に利用する方法について指導を仰ぐのが最も良い方法です。

制限を設ける

自己催眠をおこなっているうちに、トランスに「釘付け」になるのではないかと心配する人もいるかもしれません。しかしそれは実際には起こり得ないことですから安心してください。あなたは自分自身で自己催眠治療の終わりを告げる精神的タイム・リミットを設定することができますし、それに不安を感じる場合は目覚まし時計を使うこともできます。万一即座に目を覚まさなければならないような突発事故が起きた場合でも、あなたは自然に目が覚め普段どおりにそれに対処することができます。

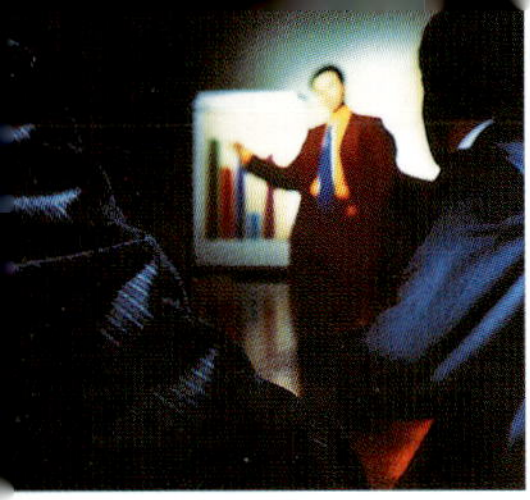

適者生存
ますます厳しくなる
競争的環境、
若い同僚からの世代交代の圧力、
これらがマーチンさんの
神経を痛めつけていました。

ケーススタディー：ストレス

マーチンさん61歳は、大きな法律事務所での企業弁護士としての仕事に強いストレスを感じていました。彼はいくつもの期限に追われ、クライアントからは絶えず成功するようにとプレッシャーを受け続ける厳しい競争的環境の下で働いていました。彼は自分はこの仕事に耐えられないのではないかと不安に思うようになり、そう思うことで一層仕事が困難になってきました。仕事は長時間に及び、気休めにアルコールとタバコに頼るようになりました。彼はすぐに結果を出さなければならない大きな案件をいくつも抱え、勝たなければならないというプレッシャーに押し潰されそうになっていました。酒量が増えていることをとても心配していた彼のガールフレンドは、彼に自己催眠を習ってはどうかと勧めました。

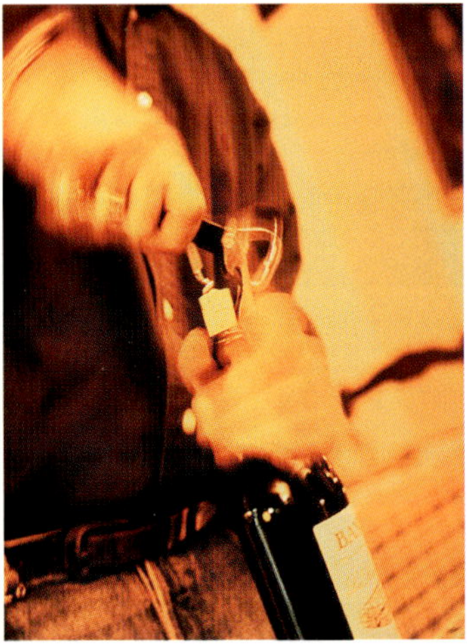

麻痺させる
ストレスに曝されている人が、
それから逃れるためにアルコール、
タバコ、さらには気分転換用
ドラッグに頼るということは
あまりにもしばしば見られることです。
しかしそれは問題の根源には
全然立ち向っていません。

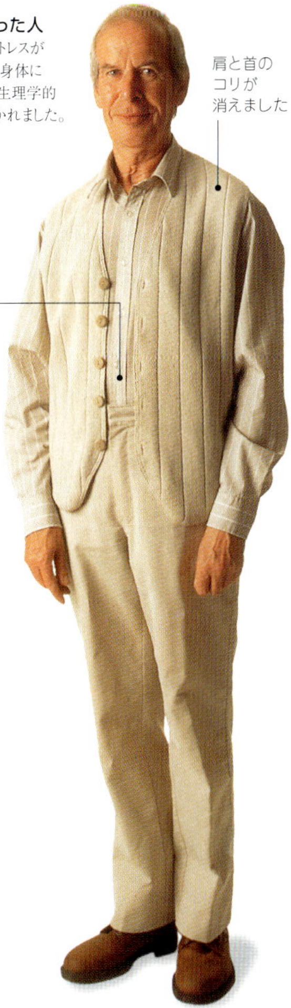
生まれ変わった人
催眠によってストレスがマーチンさんの身体に作り出していた生理学的状態が取り除かれました。
肩と首のコリが消えました
消化不良もあまり起こさなくなり、気にならなくなりました

コントロールする

治療経過

マーチンさんは全部で4回催眠療法を受けましたが、それらは深いリラクゼーションを体験してもらうことに充てられました。最初の2回の診療で彼は自分が催眠状態に入っていけるということを確信し、彼の療法士はそれを更に深化させるように働きかけました。3度目の診療の時、彼は催眠状態にいる間に後催眠を受けました。それは100から戻って0まで数を数えると、それが自己催眠状態に達する合図になるというものでした。彼は30分早く起床するようにし、目覚めるとすぐに自己催眠を実行しました。4度目の診療の時に療法士が調べてみますと、マーチンさんの状態は改善されていました。彼はそれ以降も自宅で自己催眠を行うことを日課として継続しました。

結果

マーチンさんが前よりもずっとリラックスした状態にあると感じ始めると同時に、彼の思考はより明晰になり仕事も前ほど無理せずに成果を達成することができるようになりました。彼は「頭のないニワトリのように走りまわっている」という感じを抱かなくて済むようになりました。彼は週末以外は酒を飲まなくなり、自分の内部から力が湧いてくるのを感じています。

催眠療法のいろいろな形

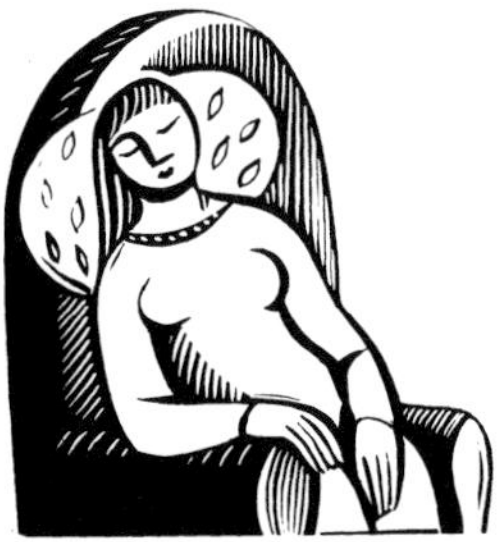

選択を委ねる
あなたに最も適した催眠療法は
何かという点については、
療法士の判断に委ねましょう。

催眠には3つの種類があります。普通の催眠（リラクゼーションだけのものと暗示を用いるもの）、自己催眠、そして覚醒催眠（これにはリラクゼーションの要素は含まれていません）です。催眠それ自体は治療ではありませんが、そのなかで特別な治癒効果をあげるためにさまざまな技法を活用する時、それは催眠療法となります。催眠の現代的な形のものには精神分析に似たものもあります。「古典的な」古い形の催眠には多くの技法があり、直接暗示、間接暗示、ビジュアライゼーションなどがその一例です。

エリクソンの催眠療法

ミルトン・エリクソンの技法は、類似（アナロジー）を用いて被験者の顕在意識の外側に暗示を与えるというものです。しかし直接的なアプローチが用いられる時もあります。この形の催眠の特徴は、古典的な誘導技法をあまり用いず、被験者の白日夢や想像力を用いて戦略的な暗示を行うという点です。

暗示催眠療法

この技法は依存症の治療にしばしば用いられます。療法士はポジティブな暗示、例えば「症状は消えていきます」とか「その行動パターンは変わります」といった暗示を患者に植え付けます。重度の依存症に対しては、分析的催眠療法といったより複雑で精巧な催眠技法が必要とされる場合があります。

分析的催眠療法

催眠分析ともいわれるこの技法は、催眠を用いて問題を無意識レベルで分析するものです。それは退行催眠や、潜在意識にネガティブな印象を植え付けた過去の不快で忌まわしい出来事を再構成するという形でおこなわれます。療法士は問題に蓋をしている埋没された記憶や感情を思い出すように導くことによってあなたを退行させます。

認知行動催眠療法

この療法は認知行動心理療法の実践的な技法を活用するものです。それは不合理で無益な、破壊的かつネガティブな自己評価や行動パターンを除去することに焦点を合わせた技法で、クライアントはそれらを除去し、代わりに建設的な思考を獲得することができるようになります。催眠を導入することによってその過程は早められます。

悪癖の解消

不健康な習慣的行為は、顕在意識ではなく潜在意識によってコントロールされています。それゆえ潜在意識に働きかけることによって、悪癖の抵抗に打ち勝ち、永久的に習慣を変えることができます。習慣的行為の多くは、かつては個人にとって意味を持っていた行為がその役目を果たした後も永く存続し続け、神経症的な定められた行為に転化するという形で生まれます。例えば若い人は最初、自分が大人であることを示そうとしてタバコを吸い始めますが、成人してそのような特別な見せ付け行為をする必要がなくなっても、喫煙を続けます。

催眠は、喫煙、過食症、アルコール依存症のように習慣が衝動脅迫の段階にまで達した破滅的な悪癖を抑制するために活用することができます。また、爪噛みなど、よく見られる自傷行為を止めさせるためにも用いられます。催眠療法士の多くはこのような症状に対して、「自我強化暗示」を用います。それはターゲットとなる悪癖を除去することを直接目的にしたもので、「あなたはその悪癖に打ち勝つことを誇りに思い、満足します」というような暗示を使います。もうひとつの方法に「嫌悪療法」があります。これはその行為の不快な側面を強調することによってそれを嫌いにさせるというものです。

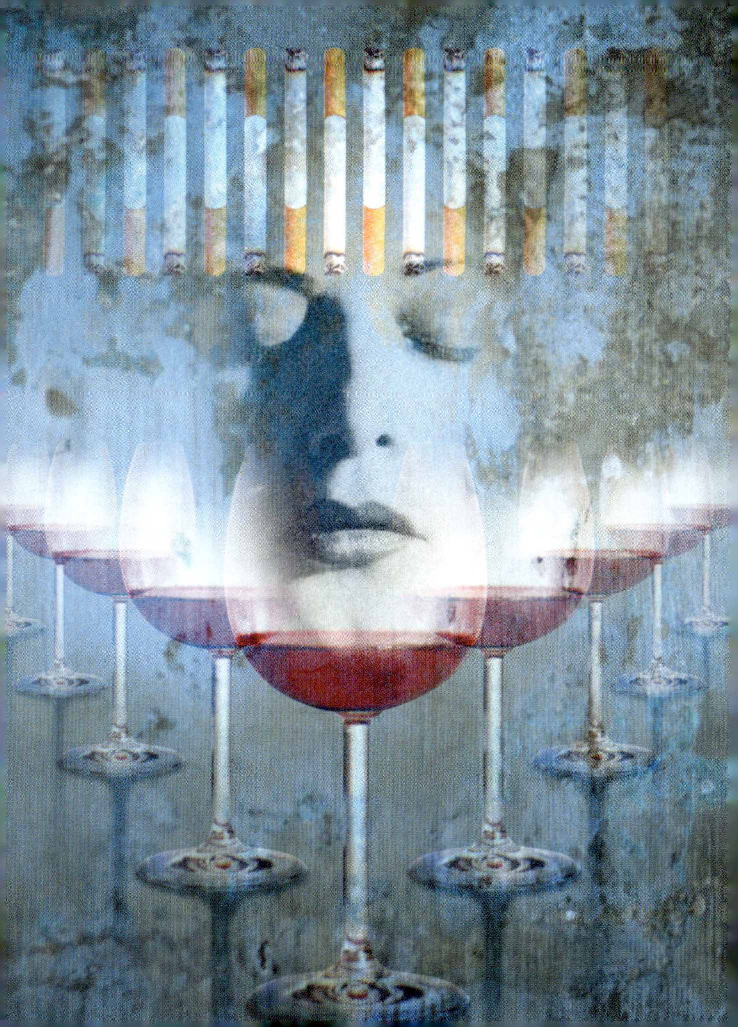

禁煙：悪癖を追い出す

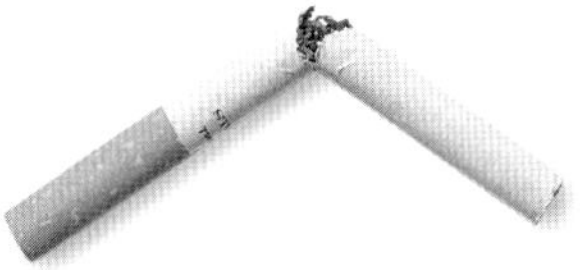

悪魔の葉

一大決心が崩れたり、ニコチンパッチが効果なしで終わったりした時、催眠があなたをタバコから引き離す最後の決め手となるかもしれません。

禁煙に成功した人の話しを総合すると、70パーセントの人が、1回ないし2回の試みで成功し、20パーセントの人が3回から5回の試みで成功し、9パーセントの人が6回以上挑戦してやっと禁煙に成功したということです。ニコチンは非常に依存性の高い物質ですが、催眠はそれに対して特別有効な援助の手を差し伸べることができます。

やめる理由

タバコをやめようかどうしようかと迷っている人は、あまり良い気分ではないでしょうが以下のことを考えてください。喫煙は肺癌の直接的原因の87パーセントを占め、ほとんどの肺気腫や慢性的気管支炎において主要原因となっています。また慢性的心臓疾患や急性心臓麻痺の主要な因子です。両親の喫煙は、喘息、頻繁な風邪や耳鼻感染症、更には幼児の突然死というように、子供に対して多大な悪影響を及ぼします。

禁煙を開始して24時間以内に、あなたは良い徴候を得ることができます。血圧は通常に近くなり、心拍数は減少し、手足の温度は上昇します。そしてもちろん心臓麻痺の危険性も低くなります。禁煙を開始して1週間以内に、あなたの嗅覚や味覚は改善され、気管支は楽になり、息切れする回数も減ってきます。3ヶ月以内に、あなたの肺活量は3分の1上昇し、血流は改善され、スタミナが増大します。

渇望をなだめる

禁煙に対する催眠の効果は1度の診療ではっきりと示されます。催眠中にクライアントに対して、「あなたはもうタバコは欲しくありません」、「タバコなしでも平気です」、「もうタバコを買おうとは思いません」といった暗示が与えられます。

もう1つの方法として、「嫌悪条件付け」という方法があります。これは「あなたはタバコに火をつけると気分が悪くなります」といった暗示によって、その行為の不快な側面を強調するものです。このような技法と一緒に、肺癌の手術のビデオを見せたりします。クライアントは自己催眠を用いて日常的にそのような考えを繰り返すことを勧められます。

種々の調査が、禁煙に対する催眠の効果は療法士によって大きな違いが出ることを示しています。優秀な療法士の場合、70から80パーセントの人が成功していましたが、未熟な療法士では25パーセント以下しか成功していませんでした。しかし相違はこれだけではなく、いろいろな因子によって生まれてきます。例えばクライアントの禁煙の動機などです。

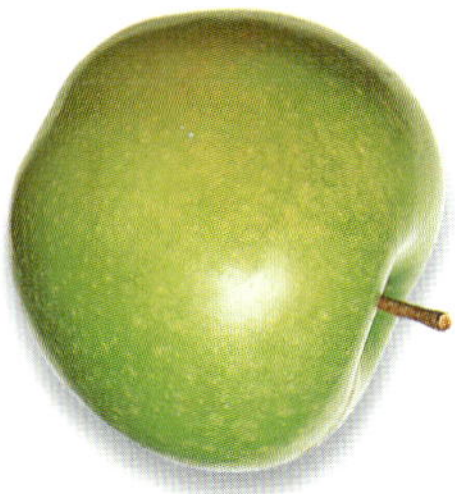

前向きの変化
療法士はクライアントの健康志向を、「タバコをやめると、どんどん元気になっていきます」というように暗示の中に取り入れることができます。

ケーススタディー：ヘビースモーカー

ジュリーさん55歳はパブのマネージャーをしています。彼女はハイスクールの時にタバコを吸い始め、40年以上のキャリアを持つヘビースモーカーでした。彼女のパブはロンドンの大きなビール会社のチェーン店の1つで、彼女の仕事はストレスに満ちていて、なかなかタバコはやめれそうにありませんでした。全面禁煙宣言からハーブタバコ、ニコチンパッチまで彼女はあらゆることを試しましたが、どれも成功しませんでした。彼女の問題は、仕事中は極度の緊張状態に置かれ、そのきつい日々が過ぎた後もタバコなしではリラックスすることができないということでした。

ミントの爽やかさ
ジュリーさんの療法士は、「息がとても爽やかになります」というように、禁煙によって得られる利益を強調しました。

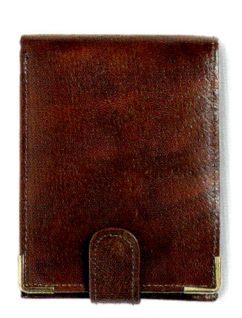

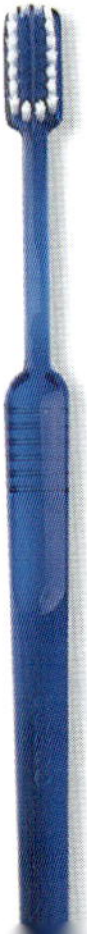

金銭的利益
療法士によって目の前にぶら下げられたもう1つのニンジンは、より多くのお金を自分の楽しみのために使えるようになります、ということでした。

嫌悪療法

治療経過

催眠状態下でジュリーさんは、「タバコなしでも落ち着いたリラックスした気分になれます」、「タバコの匂いが好きではなくなります」、「タバコを吸うという考え自体をぞっとする嫌悪すべきものに感じます」という暗示を与えられました。療法士はまた「あなたはその悪癖に打ち勝つことを誇りに思います」といった自我強化暗示を用いました。その目的は変化への強い動力を形成するために、彼女の潜在意識にポジティブな考えを植え付けるというものです。

結果

診療後4ヶ月してジュリーさんは療法士に、同じく禁煙したがっている彼女の兄のための予約を申し込んできました。彼女は療法士に、診療所を出た後タバコに触れてさえいないこと、タバコを吸うという考え自体を今ではおぞましく感じること、を報告しました。彼女はさらに前に比べてはるかに健康になったと付け加えました。

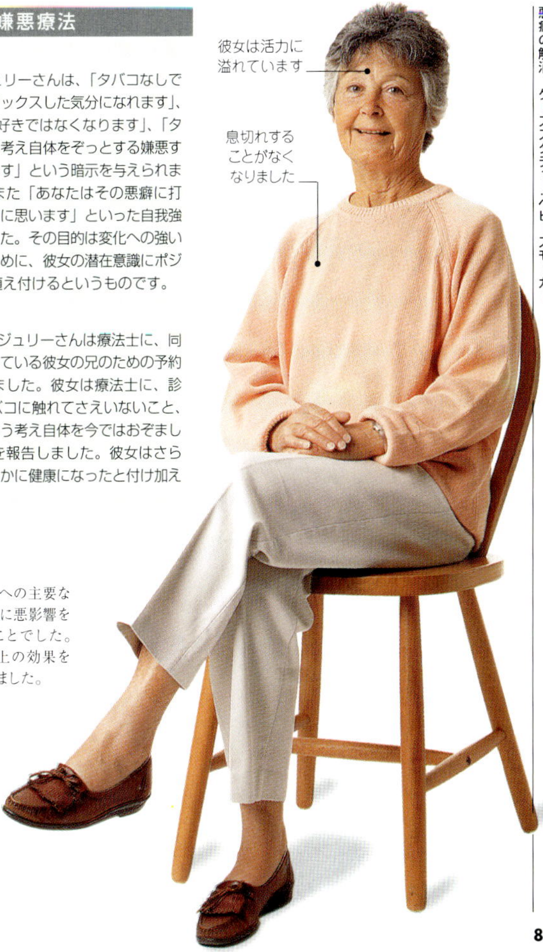

彼女は活力に溢れています
息切れすることがなくなりました

健康志向

ジュリーさんの禁煙への主要な動機は、タバコが肺に悪影響を与えているということでした。彼女はすぐに健康上の効果を確認することができました。

過食症：渇望を抑える

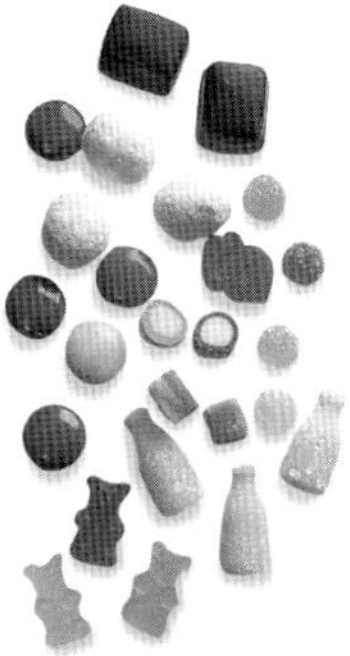

反感覚
催眠下の暗示によって、
キャンディーの香りを靴下の臭いに
変えることもできます。

過食症は肥満との関係で健康障害の1つと見られています。それはほとんど先進国だけに見られる問題といってよいでしょう。通常は、身長適正体重の最大値の20パーセントを超えると肥満とみなされます。イギリス人口調査局によれば、イギリスの男性の16パーセント、女性の18パーセントが肥満という調査結果が出ています。体重に対する社会の考え方は、しばしば肥えている人のうちに自己に対するネガティブなイメージを増殖させます。肥満はまた健康に重大な影響を及ぼします。癌、関節炎、静脈怒張、高血圧、糖尿病、心臓疾患などの危険率を高めます。喫煙の問題と過食症の問題は似通ったところがありますが、大きな違いが1つあります。それは人間は生きるためには食べなければならないということです。それゆえに、ここでは禁欲が目的ではなく、量の制限ということが目的となります。

多くの人が自分に対するご褒美として、あるいは自分を楽しませるために食物を摂取します。わたし達の多くは、子供の頃おもちゃを片付けたご褒美としてお菓子を頂きました。映画館では娯楽の一部としてポップコーンを食べました。また大学の卒業式の後、ご両親はあなたを豪華な食事に連れて行ってくれたでしょう。また不快な出来事を忘れるために食べる人もいるでしょう。

催眠はどのように作用しますか？

催眠によって食物に対するあなたの潜在意識のあり方をリプログラミングし、あなたの幸福感に占める食物の比重を低下させることができます。また食事の時間、場所、理由などについての新しい行動パターンを形成するために活用することができます。暗示には、「あなたは食事の時だけしか食物を口にしません」とか、「お腹が一杯と感じたらすぐ食べるのをやめます」といったものが使われます。

催眠はまたヘルシーフードのおいしさを強調し、ジャンクフードをやめさせるために用いられます。例えば「不健康な食物は身体にとっては毒のようなものです」といった暗示を使います。もっと細かく、「あなたは全乳のミルクよりもスキムミルクの方が好きになります」とか、「あなたはお茶に砂糖を入れる必要はありません」といった暗示も使われます。また食事の感覚的側面を強調するように、「あなたは口一杯に食物を詰め込むよりも、一口ひとくち味わうことが好きになります」という暗示も用いられます。つまりあなたを大食漢から美食家に変身させるのです。

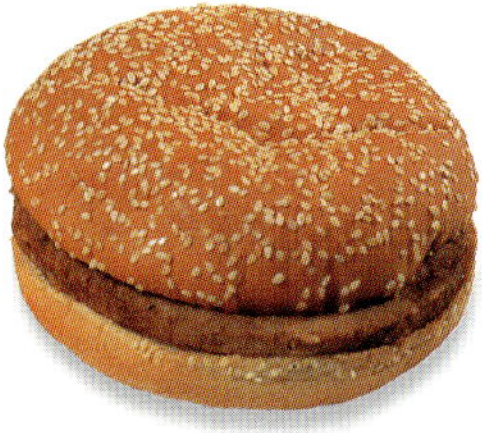

ジャンクフード
肥満の人の多くが、
高脂肪のファーストフードの
食事に頼っています。

ケーススタディー：過食症

エリックさん50歳は、新聞等を販売する売店を自分で経営しています。仕事はカウンターの後ろから接客することですが、長時間に及びます。退屈したりイライラしたりすると、彼はすぐお菓子を食べるようになっていました。彼にとって食物は気分を昂揚させる薬物のようなものになり、もはや空腹感に従って食事をするということがなくなっていました。彼は食事のために規則的に時間を取ってテーブルにつくということをやめ、サンドイッチやファーストフードで済ますようになりました。5年間で、彼の体重は19キロも増えました。何度もダイエットを試み、いくらか減少させたこともありましたが、ダイエットをやめるとすぐに体重は戻ってしまいました。彼は食事をコントロールすることができない自分自身の不甲斐なさに落ち込んでいました。

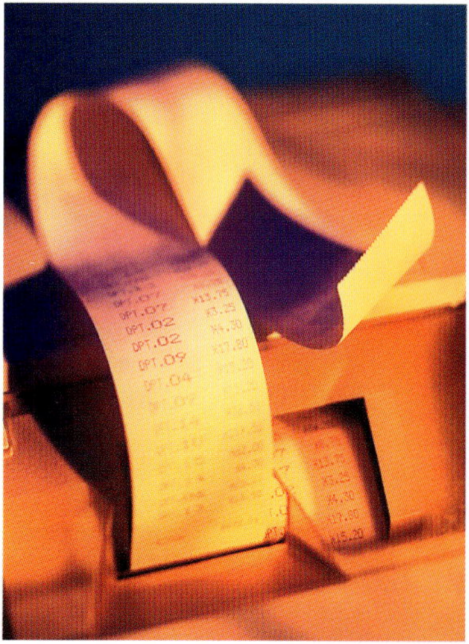

手軽な食事
自分で店を切り盛りしなければ
ならないというプレッシャーが
エリックさんを過食症に追いやりました。

コントロールする

エリックさんは催眠によって食べ物に対する考え方がリプログラミングされ、その結果非常にポジティブな成果が得られたと考えています。

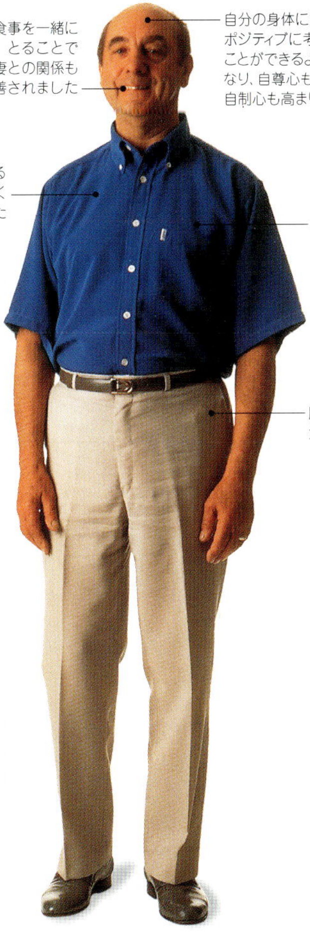
食事を一緒にとることで妻との関係も改善されました
自分の身体に対してポジティブに考えることができるようになり、自尊心も自制心も高まりました
息切れすることが少なくなりました
血圧も下がりました
腰痛も治りました

生活を正す

治療経過

催眠下でエリックさんは、食事は身体の健康を維持するためのもの、食物制限をおこなうこと、ジャンクフードを食べたいとは思わない、といった暗示を受けました。彼はまた気分を落ち着かせリラックスする方法や、出来事や難問にまっすぐ正面から立ち向かう方法を学びました。

結果

第2回の診療までにエリックさんの体重は1.36キログラム減少しました。その後の診療でもエリックさんの体重は減りつづけました。4回目の診療の前、彼は久しぶりに空腹感を覚え、妻と一緒に健康的な食事を用意し食卓を囲みました。療法士は、あとは彼ひとりで大丈夫と考えました。1年を経てもエリックさんは自己催眠を続け、ついに目標体重に到達しました。

自傷行為：行動障害

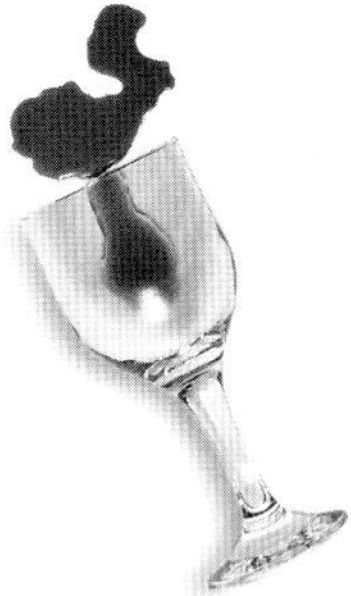

気持悪くなる飲み物
「アルコールを摂取すると気分が悪くなります」
という暗示を与える嫌悪療法は、
非常に注意深く行う必要があります。

爪噛みや抜毛癖（髪の毛を抜きたくなる抑えがたい衝動）は、不安や気分的落ち込みに直面すると快楽にふけることで自分を慰める傾向をもつという、誰にでもある自慰行為と関係していると見られています。このような行動障害に手指が関係している時は、催眠暗示によってその手指を一時的に動かなくすることができます。またクライアントに、整髪以外の目的で髪を触ると嫌な気分になりますとか、爪を噛むと嫌な味がします、といった暗示を与えることもできます。しかし抜毛癖のある人に、あなたは絶対に髪を触りませんという暗示を与えると、洗髪に問題が生じることがあります。

アルコール依存症と薬物乱用

催眠はアルコール依存症や薬物乱用から人を立ち直らせるのに大きな役割を果たすことができます。まだ初期の段階でしたら、人生に対する姿勢を変えることによって本当にその習慣を止めたいという気持にさせることができます。

催眠は、そのような人々がアルコールや薬物の影響下で感じている幸福感を再構成するのを支援することができます。ビジュアライゼーションと後催眠暗示を組み合わせることでクライアントに、アルコールを差し出された時にそれを断ってソフトドリンクを頼んでいる自分自身の姿を視覚化させることができます。これは何かの社会的行事で依存症から立ち直っていることが試されるような場合に、特に役に立つ技法です。

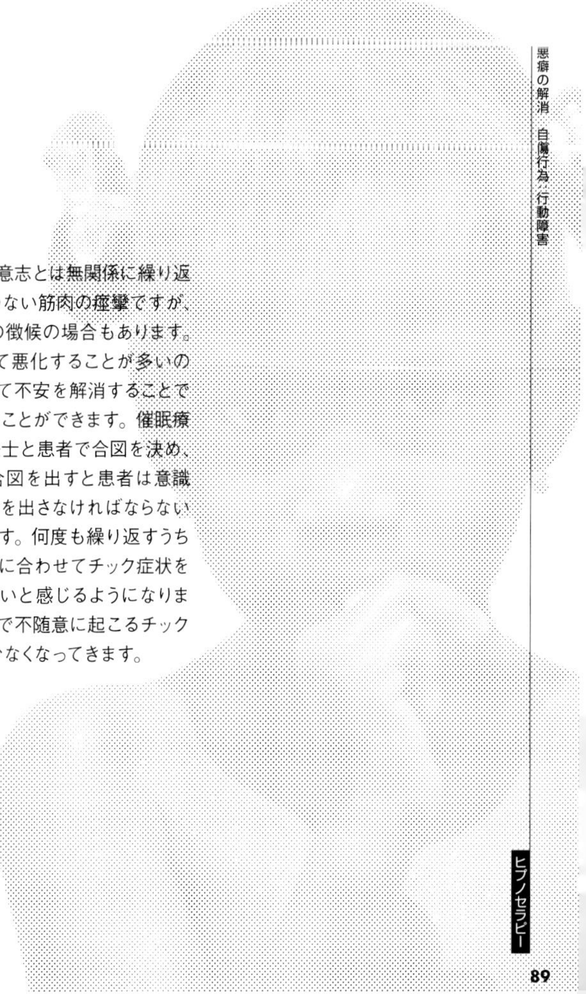

チック症

チック症は、意志とは無関係に繰り返しおこる意味のない筋肉の痙攣ですが、軽い精神障害の徴候の場合もあります。ストレスによって悪化することが多いので、催眠によって不安を解消することで症状を改善することができます。催眠療法のなかで療法士と患者で合図を決め、療法士がその合図を出すと患者は意識的にチック症状を出さなければならないと決めておきます。何度も繰り返すうちに、患者は合図に合わせてチック症状を出すことが難しいと感じるようになりますが、その過程で不随意に起こるチック症状も回数が少なくなってきます。

精神的問題

催眠によって治療することができる精神的問題の範囲には、自信の欠如から心的外傷後ストレス障害(PTSD)まですべての障害が含まれます。催眠は特に不安神経症に効果を発揮します。恐怖は現在直面している脅威に対する反応ですが、不安は明確に定義することが難しい事物に対する予感を意味します。

パニック発作の時に経験する症状は、攻撃者との闘争、もしくはそれからの逃走のためにエネルギーを急激に充溢させようとする身体の自然な「闘争もしくは逃走」反応のあらわれです。全身の緊張、早い心拍、呼吸困難、激しい鼓動などのよく見られる症状があらわれます。身体が外界からの刺激に対して敏感(感作状態)になると、自らを危険に曝すかもしれない状況を避けようとして(予期不安)パニック発作になる人もいます。結局、興奮や不安を喚起する可能性のある状況、人物、物体を避けようとしているのです。

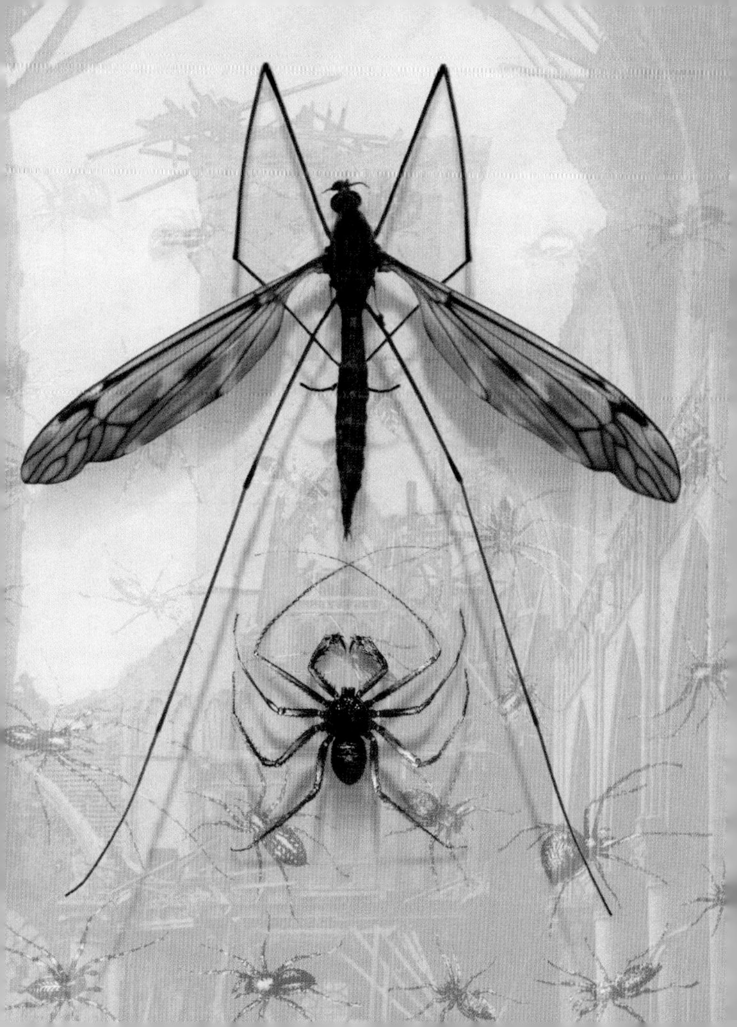

自信の欠如：自我の確立

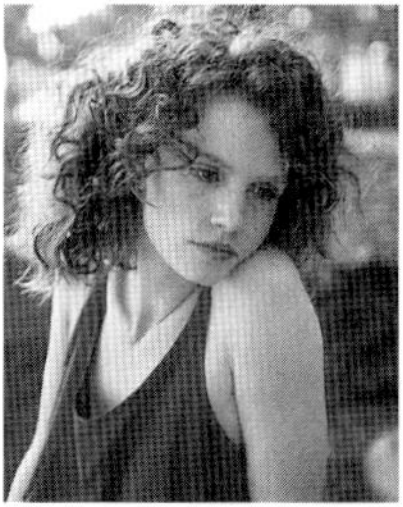

沈鬱な思い
自分に自信を持てない人は
生活の多くの場面でそのことが
影響していると感じさせられます。

自信の欠如という問題は表面的にはそれほど重大な問題に見えませんが、人々の生活を破滅に追いやり、大切な機会を失わせる大きな原因になる場合があります。そのような人々は社会生活に参加したり、異性と会話を交わしたりする自信が持てず、仕事に対しても消極的になります。極端な例が社会恐怖症と呼ばれるもので、その症状の人は人が集まっている場所を避けて通るようになります。何らかの状況に強いられ人が多く集まっている中に入ると、動悸、発汗、口の渇き、赤面などのパニック発作の症状が現れます。社会恐怖症は真剣に取り組まねばならない病気です。というのは、社会恐怖症の人はアルコール依存症や薬物乱用になる可能性がそうでない人の19倍にも達しているからです。

軽い症状

催眠下で自分自身に対してポジティブな感情を持つようにさせる暗示を与えることによって、落ち着きのある、自信に満ちた、社会生活を楽しむことができる人にリプログラミングすることができます。つまり、ネガティブな考えで自分自身を駄目にすることがないようにと教えるのです。パーティーや就職のための面接といった特別な場面で個性を光らせることができるように、催眠を用いてそのような場面で平静に、落ち着いて気楽に外部世界と接している自分自身の姿を何度もビジュアライズさせます。すると実際にその場面に臨んだ時、そのようなポジティブな感覚を持つことができるようになります。自己催眠によっても、自分では無理と感じている特別な状況に対して自信をもって臨むことができるようにすることができます。そうした特別な状況に対する感じ方を変えるために、ある単語を引きがねとして用いる場合があります。赤面、発汗、身体の震えといった身体的徴候も催眠によって治すことができます。ビジュアライゼーションによって不安を感じる場面に何度も曝し、そのことによってクライアントの内にそのような状況に対する順応性を育てていきます。

重い症状

自信を喪失している人の多くは、催眠暗示の力によって立ち直らせることができます。しかしより根本的なレベルから問題に取り組まなければならない重い症状の人もいます。そうした人々は、幼児のときにひどい嫌がらせを受けたり、暴力を振るわれたり、性的虐待を受けたりした結果、自尊心がほとんど持てなくなっているという場合が少なくありません。また別の可能性としては、両親やその他の権威者によって絶えず危険に曝されたり、不必要な人間あるいは落伍者という烙印を押されたりすることによって特殊な感情が形成され、それが深いところで大きな影響を及ぼしている場合があります。これらのケースでは多くの場合、退行催眠のような催眠分析的技法が必要とされます。

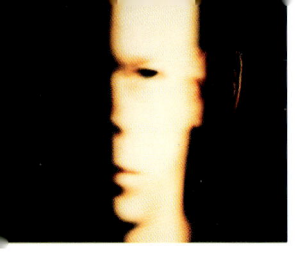

世間から隠れる
自信の欠如のため
社会全体から自分を
隔離させてしまう人もいます。

ケーススタディー：自信

マークさん30歳はラジオの報道記者ですが、自己懐疑の感情が強く、それが仕事を困難にし、また女性との自然な交際を難しくしていると感じていました。彼は職場やその他の社交の場で人と接している時、「自分は駄目だ」とか、みんなは「自分のことを嫌っている」といったネガティブな考えが頭の中を駆け回っているのに気づきました。そしてそれは不可避的に自分を納得させる負のご託宣になっていました。心から好きになった女性との新しい関係も、彼が望むように発展していきませんでした。彼は自分のネガティブな姿勢が、自分自身の人生を駄目にしていると感じていまいました。彼はある日催眠術のショウを見た時、催眠暗示によって自分は救われるのではないだろうかと考えました。

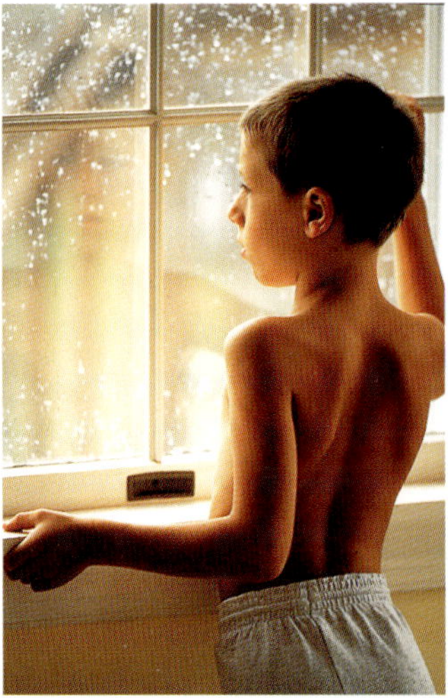

傷つきやすい
マークさんの自信の欠如は、
彼の母親に原因があります。
彼女は彼が子供の頃、
自分自身に対する信念を
築く手助けをしませんでした。

自信を持つ

治療経過
催眠下でマークさんは、「あなたは人々のなかでも堂々としています」、「あなたは人々と交際することが好きです」、「あなたは自分の仕事と自分の長所すべてに自信を持っています」、といった直接暗示を与えられました。彼はまた、パーティーで初めて出会った人々と自信を持って魅力一杯に会話している自分自身をビジュアライズしました。治療効果は、自宅での自信を持つための必要な暗示を録音したテープによる自己催眠によってさらに高められました。

結果
5回の催眠療法の後、マークさんは自分自身の人生に対する姿勢が大きく変化していることに気づきました。彼は自分の仕事に前よりもずっと自信を持ち、同僚やアナウンサーとの打ち合わせもより積極的に行うようになりました。記事を書く時もより創造的になっていると感じました。ガールフレンドとの関係も順調に発展していきました──彼女は彼が前よりもずっと一緒にいて楽しい人になっていると感じ、2人は一緒にアパートを借りることに決めました。

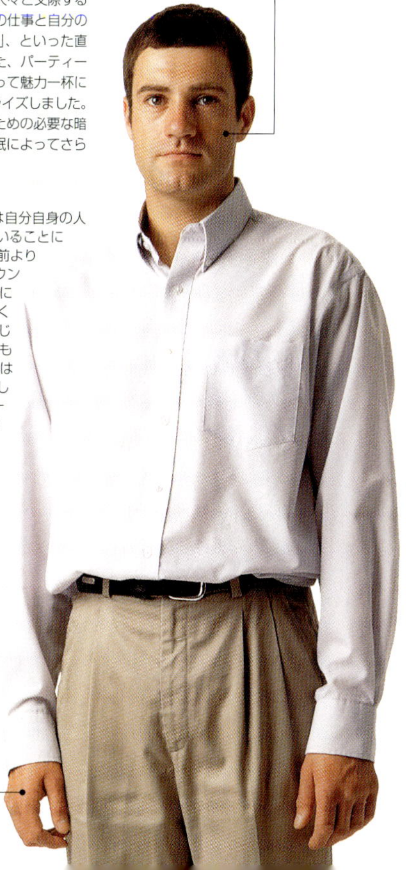

彼は人に紹介された時、顔が赤くなることもなくなりました。

自分が試される場所に立っても手が震えることはなくなりました

強さ
催眠によってマークさんはネガティブな自己イメージを払拭し、自信を持って人々と交際できるようになりました。

恐怖症：恐怖心に対処する

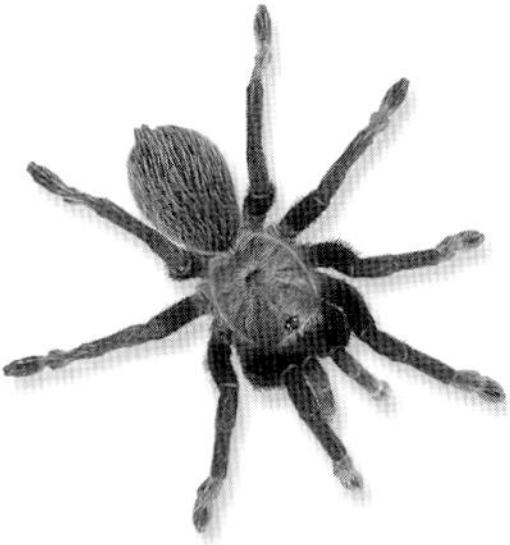

身の毛がよだつ
アラクノフォビア（蜘蛛恐怖症）は、原始の時代からわたし達の内部にとどまり続けてきた毒を持つ生物に対する恐怖心にルーツがあるのかもしれません。

恐怖症というのは、ある特別な事物や状況に対して持つ持続的で不合理な恐怖心、あるいはそれを避けようとする願望のことをいいます。生まれながらに恐怖症の人はいません——それは学習された反応です。一般的なものでは、閉所恐怖症（閉ざされた空間に対する恐怖）、広場恐怖症（広い空間に対する恐怖）、高所恐怖症（高い場所に対する恐怖）等があります。また月恐怖症（月に対する恐怖）、あごひげ恐怖症（あごひげに対する恐怖）、13恐怖症（数字の13に対する恐怖）等の奇妙な恐怖症もあります。恐怖症は、普段は合理的に通常の社会生活に適応している人の内にも存在します。恐怖症の人はしばしば自分の恐怖心が非現実的なものだと認識していますが、それに立ち向かうことができないでいます。状況をさらに複雑にしているのは、ある事物に対して恐怖心を持っている時、実はその根底に全く異なる事物に対する恐怖心が横たわっている場合があるということです。典型的には、ある不安が形成された時、その不安を身の回りの別のものに付着させるというものです。1例をあげれば、自分の仕事が嫌いでたまらない人が、バスはただその職場にその人を運ぶ手段に過ぎないにもかかわらず、バス恐怖症になるという例です。

恐怖症の人があまりにも頻繁に恐怖を感じ心身が衰弱していき、それが人生に大きな影響を及ぼすという場合があります。恐怖症を惹起する状況に直面すると、恐怖症の人々は発汗、震え、失神などの典型的なパニック発作の症状があらわれ、中にはこのまま死んでしまうのではと思う人もいます。その結果自信や自尊心が無くなり、さらに自分では望まない感情に多くのエネルギーを費やしていることに対してどうしようもない苛立ちを募らせることになります。恐怖症のため情緒面で、そして社会面、仕事面で日々の生活に支障をきたすようになった時は、治療を受ける必要があります。

脱感作療法

脱感作行動療法は、クライアントが恐怖を感じる場面を創造し、そこでゆっくりクライアントに順を追って自分の恐怖心と対面させていくという方法です。恐怖症の治療法としては最も一般的なものですが、逆に大きな精神的ショック(トラウマ)を残す場合があります。催眠はそれに比べより穏やかな治療法です。恐怖症患者は対面誘導において、恐怖と直面している自分自身を想像するように言われます。そこでその恐怖がどれほど小さいものであるかを認識するように言われ、次に、その恐怖にもかかわらずあなたは完全に平静ですと告げられます。退行催眠(p.100－101参照)によってあなたの過去に根差している恐怖症の原因を明らかにしていくことも行われます。

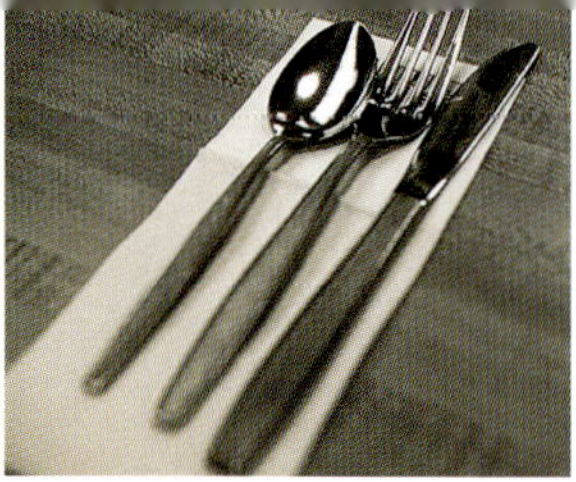

家族の絆
彼の職場はロンドンですから、ギリシャの家族と会うためにはどうしても飛行機に乗らなければなりません。

ケーススタディー：飛行機恐怖症

テオドシスさん25歳は、ロンドンのレストランでウェイターをしているギリシャ人です。彼はアテネに住む家族の元へ飛行機に乗って帰らなければならなくなりました。今度生まれた姉の子供に会うため、そして祖母の80歳の誕生日を祝うためです。問題は彼がひどい飛行機恐怖症になっており、このままでは飛行機に乗れそうにないことです。前回彼が搭乗したとき、飛行機は激しい乱気流に遭遇し、隣の席の婦人が極度のヒステリー状態になりました。まるで、その時の彼女の恐怖心が彼に乗り移ったかのようです。彼は飛行機に乗ることを考えただけで汗が滲み、震えが起こるようになりました。

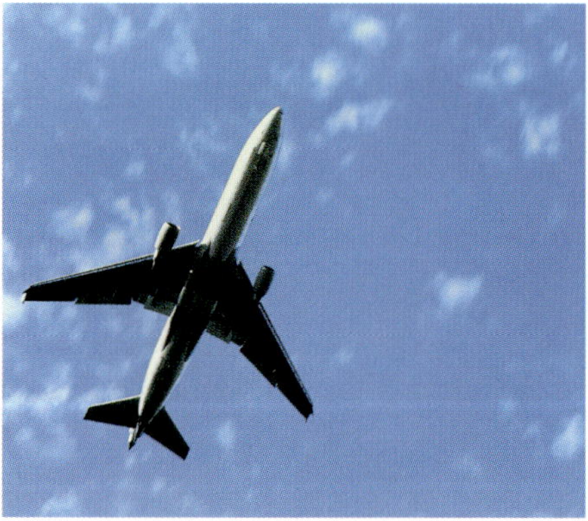

恐怖心
飛行機恐怖症の人は、飛行機に乗ることを考えただけでパニック発作の引きがねになることがあります。

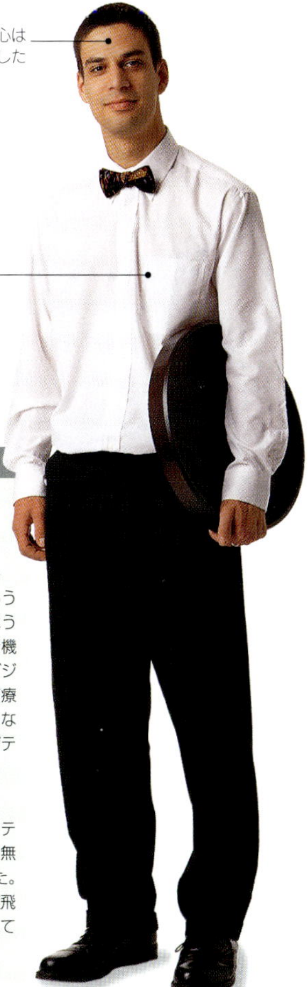
恐怖心は
追い払われました
恐怖心がなだめられる
ことによって、
早い心拍といった
パニック発作の症状が
和らぎました

解決法

催眠によってテオドシスさんは落ち着いたリラックスした気持でその経験と向き合うことができ、飛行機に乗ることに対する感覚をリプログラミングすることができました。

大空に飛び立つ

治療経過

最初の診療で療法士は、テオドシスさんがトランスに入っている間に、車で大空を飛行している様子を想像するように言いました。次の診療では、彼は飛行機に乗り込もうとしている自分自身をビジュアライズするように言われました。最後の診療で彼は、飛行機で少しの時間大空を飛んでいる自分自身をビジュアライズしました。すべての催眠において療法士は、飛行中もリラックスした気持ちになり、どんな乱気流も楽しく感じるというポジティブな暗示を彼に植え付けました。

結果

3回目の診療が終わって9ヶ月が経った頃、テオドシスさんは療法士に電話で、ギリシャに無事飛行機で行くことができたと報告しました。実際彼はその旅行をとても快適に感じ、今度飛行機乗務員の試験を受けようかと真剣に考えていると療法士に告げました。

埋没されたトラウマ：退行催眠による治療

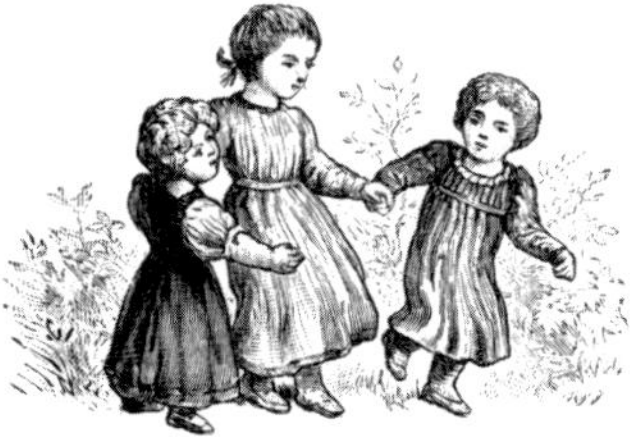

後方に向う
年齢退行において、あなたは記憶としてではなく実際にその出来事を再体験しているかのように過去を生き直すことができます。

退行催眠によってクライアントは過去の出来事を再評価することができ、それに対するより優位な視点を確保することができるようになります。またそれによって、その意味が理解できるほど成長していなかった子供の頃のトラウマ的な出来事に対する感情的反応を和らげることができます。しかしここで療法士が知っておくべきことは、問題の根源を探る過程において、別の対処しなければならない問題を表面に浮上させる危険性もあるということです。療法士は自らの臨床的洞察力によってどのような場合に退行催眠が適当かを決定します。その技法は「あなたは今後ろに向っています。あなたはだんだん若く若く、だんだん小さく小さくなっていきます、あなたはあなたの過去に向っています」と言いながらクライアントを退行させていくという形を取ります。催眠に入る前に被験者は、もし必要ならどのようにして自分自身を防御するのが一番良いかを決めなさいと言われることがあります——その場合想像上の武器を携帯する場合もあります。

どのような要素が恐怖症を惹起したのかを特定するための方法として、年齢退行という方法がよく用いられます。クライアントは心を後方に引き戻され、最初に恐怖を感じた年齢の自分自身を見るように仕向けられます。何が恐怖症の原因かがわかれば、次の段階はその記憶と結びついている古い感情を切断し捨て去ることです。1つの方法は、クライアントにその出来事を映画のスクリーン上に再現するように想像させ、それに立ち向かっている自分自身を視覚化させることによって、そのネガティブな出来事と結ぶついている紐を切り落とし自由にするというものです。退行催眠はまた、気分的に落ち込んでいる人に数年前どれほど充実感を感じていたかを思い出させ、その感情を取り戻すことができると確信させるために活用することができます。

幼児虐待

幼児虐待のケースで催眠は非常に大きな役割を果たすことができます。というのは、それによって埋没されていた幼児の頃の記憶やトラウマを思い出させ、その後、それに対処することができるからです。その時の場面や状況が再現されるならば、クライアントはそれらの出来事を理解し、それと結びついている感情を切断することができます。

過去の出来事を思い出す能力は一人ひとり異なっていますし、最近では偽の記憶が植え付けられる偽記憶症候群という問題が大きく取りあげられました。その症状では、人々は出来事を生々しく想像し、実際それが起きたと証言します。ここで重要なことは、クライアントが催眠中に思い出す出来事は必ずしも実際に起こった出来事ばかりではないということです。しかし同時に、クライアントがそれを実際に起きたことと信じているならば、療法士はそれを用いて治療を進めることもできます。

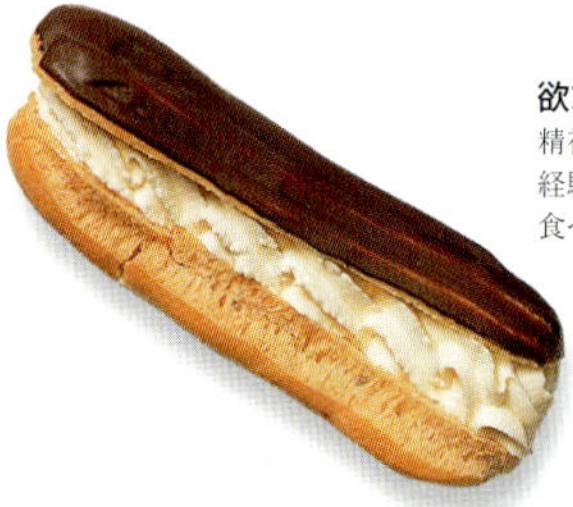

欲求を満たす
精神的葛藤を
経験している人の多くが、
食べることに逃避します。

ケーススタディー：幼児虐待

ヘレンさん28歳、秘書は、つい最近婚約しました。しかしそのことがきっかけとなって、彼女はこれまで何とか閉じ込めてきた父親による幼児虐待の記憶を表面に浮かび上がらせてしまいました。彼女は男性すべてが信じられなくなり、婚約者に対しても敵意を感じるようになりました。彼女は肉体関係においては高い壁を作り、結婚するまで待って欲しいと言うことによってその問題を回避してきました。やり場のない怒りの感情は抑うつの感情に変わっていきました。彼女が10代の時に父親は亡くなっていましたから、彼女はその問題で父と対決することも、母親と話し合うこともできませんでした。彼女は食べることに逃避し、体重も増え始めていました。

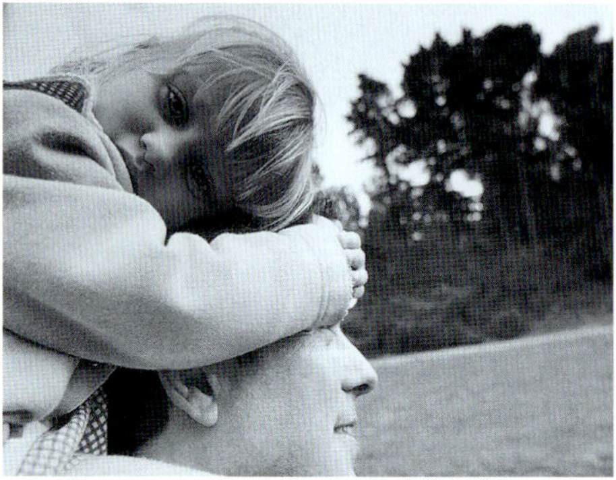

滅入る
信頼している大人から
虐待を受けた子供は、
しばしばそのような虐待的
行動を受けたことに対して
自分にも責任があったのでは
ないかと考えています。

自分への信頼を取り戻す

治療経過

療法士は退行催眠を使ってヘレンさんを、曖昧な記憶しか持っていなかった過去のトラウマ的な出来事の場面に引き戻しました。そこで、彼女の父親は彼女に対してもはや何の力も有していないことが示されました。彼女は父親が本当に弱くて心の歪んだ人であったことがわかり、虐待されたのは自分のせいではないという印象を持つことができました。催眠を通して療法士は、潜在意識のレベルでヘレンさんに、過去のことはもう終わり、自分の運命は自分自身の意志の下にあり、自分の生活は自分で切り開いていくことができることを理解させました。

結果

4度目の診療で、ヘレンさんは巨大な重石が取れたように感じると療法士に告げました。彼女は癒しが身体の中に沁みていき、父親を許し始めていることを感じました。彼女は婚約者に対して怒りの感情を覚えなくなり、二人だけの時も随分とリラックスした気持ちになり、触れられたり抱擁されたりしても不快感を感じなくなりました。仕事においても能率が良くなり、結婚に向けて準備をすすめていくことに幸せを感じ、自信が持てるようになりました。

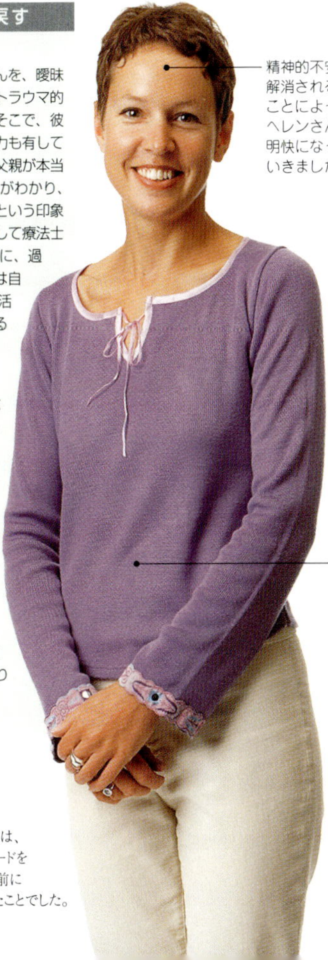

精神的不安が解消されることによってヘレンさんの思考も明快になっていきました

健康的な食事で便秘も解消しました

正常に戻る
催眠療法の効果の1つは、ヘレンさんがジャンクフードを食べるのをやめ、結婚前に健康的な食事に戻れたことでした。

輪廻：前世退行

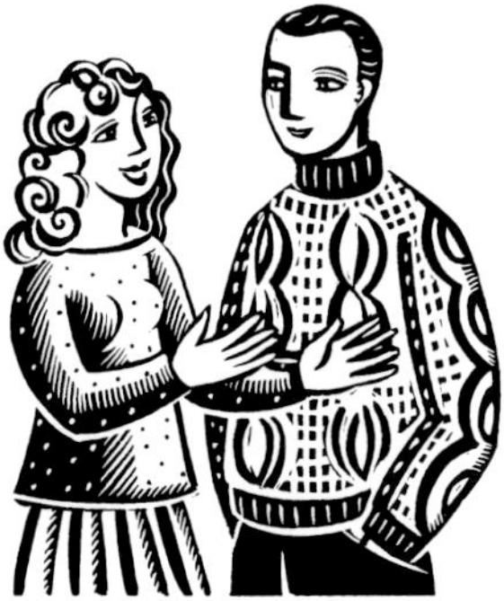

前世
過去に遡ることによって現世で
愛情を生み出す源となっている前世の
出来事を明らかにできるでしょうか？

前世退行というのは催眠の影響下で前世へ戻ることをいいます。それは前世が存在することの証明と考えられていますが、埋没された思考や感情を象徴化する心の営みと見る療法士もいます。輪廻を信じている人は、現在の人生は前世で感じたり経験したりしたことの合成であり、前世で解決されなかった問題が身体的緊張、強い感情、恐れ、考え方や行動における習慣となってあらわれ、エネルギーを吸収していると考えます。この技法は時々、退行催眠によって幼児期へ戻ることができなかった人に適用されます。

タイム・トラベル

用いられる方法は普通の退行催眠の延長という形をとります。療法士はあなたを、「現在から幼児期、胎児期へ、そして現世を見下ろす幽界へ、さらにはあなたが違う肉体を持ち違う人物であった時と場所へと遡らせていきます」。被験者は過去の出来事の意味を尋ねられた時、顕在意識では何の知識もない時や場所について思い出すことがあります。

多くの人がそれは隠れた健忘症だと考えています。つまり被験者自身はすっかり忘れてしまっているが、おそらく以前読んだりしたことがある出来事について物語を潤色していると考えています。その源がどうであれ、出来事を思い出すこと自体治療効果のあることであり、感情的、神経症的問題の解決につながる可能性があります。

ヴァージニア・タイ

1950年に『ブライディー・マーフィーの探索』(モーリン・バーンスタイン著、邦訳『第2の記憶』万沢遼訳、光文社、1956)が出版されました。それはヴァージニア・タイという女性の体験を詳述したものですが、彼女は催眠状態にある時、アイルランドなまりのアクセントで話し、アイリッシュダンスを踊り、名前を聞かれると19世紀にアイルランドに実在していたブライディー・マーフィーと答えました。後になって、タイはアイルランドで育ったひとりの女性から聞いた話しを詳しく話していたということが明らかになりました。

ヴァージニア・タイの場合同様に、前世記憶の95パーセントが説明のつくものです。催眠下でもう一度退行させ、その知識をどこで得ましたかと尋ねると、しばしばそれらは本などから得られたものだということがわかります。しかし残りの5パーセントはどうしても説明のつかないものでした。

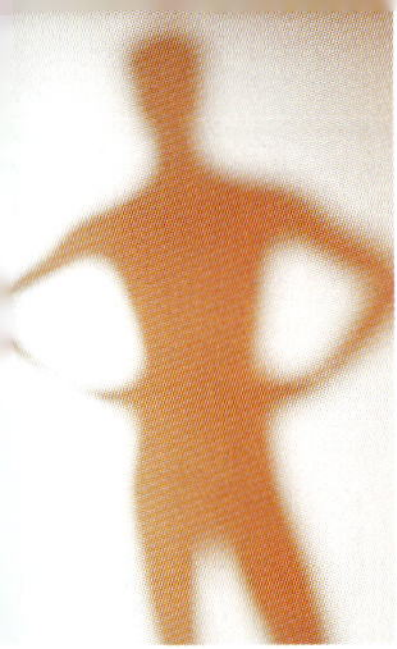

再び、そして再び
あなたが生きてきた
すべての人生を知ることによって、
より深い霊的教訓を学ぶ機会を
得ることができると考える
催眠療法士もいます。

輪廻

カーディフ出身の高名な催眠療法士アルナール・ブロクスハムは、20年以上にわたって400の輪廻の例をテープに収録しました。最も有名な例は、ウェールズのひとりの女性、仮名ジェーン・エバンズのケースです。彼女は6つの前世について詳細に語っています。その内訳は、ローマ時代の家庭教師の妻、12世紀ヨークに住むユダヤ人女性、中世フランスの商人の娘に仕える召使いの少女、スペイン・アラゴンのカテリーナ女王に仕える貞淑なメイド、アン女王時代のロンドンの貧しい針子、そして最後に20世紀始めのアメリカ・メリーランド州の修道会の修道女、となっていました。

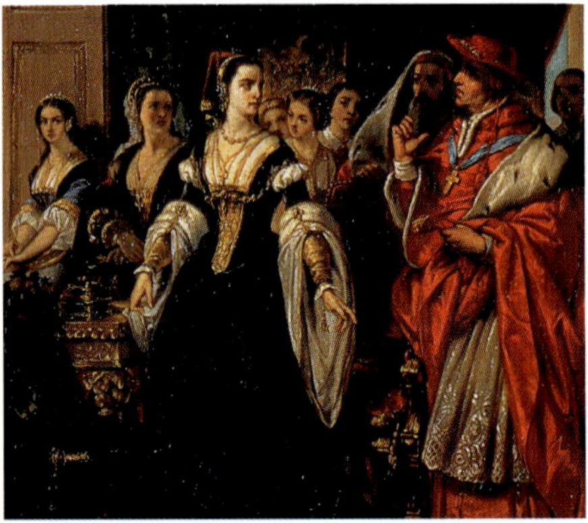

ファンタジー
魅惑に満ちた前世の発見は
変化のない現世の代償を
与えてくれるかもしれません。

ヨークの大虐殺

レベッカ

テープ録音の中で12世紀ヨークに住むユダヤ人女性レベッカは、凄惨な暴力、猛火、そしてレベッカと彼女の娘を襲った死を詳細に語っています。彼女は、当時のヨークでの人種間の緊張の様子、クリフォード・タワーでのユダヤ人大量焼殺、そこからの彼女の逃亡、そして城門の外の小さな教会の地下室に娘と一緒に隠れている様子などを詳しく話しました。彼女の話は、兵士が乱入する様子、発見される間ぎわの彼女の悲鳴、そして暗闇、で終わりました。

更なる調査

ジェフリー・アイバーソンは1976年に書いた著書『死後の生』(片山陽子訳、日本放送出版協会、1993)において、レベッカが語ったことやそれ以外のブロクスハムの事例のいくつかについて検証を加えました。彼は転生の舞台となった場所を訪れ、知られている、あるいは推測されている歴史的事項について細かな資料分析を行い、歴史家にインタビューをしました。ヨーク大学の教授バリー・ドブソンはレベッカの話は「驚くほど事実を正確に伝えている」と述べました。ドブソンはヨークのキャッスルゲートにある小さな教会がレベッカ達が隠れた教会の記述に合致すると述べました。しかしその教会で地下室は発見されませんでした。ところがそれから6ヵ月後、一人の職人が地下室のようなものを発見しました。それはロマネスク時代(1190年以前)の構造物でした。

この発見によりレベッカの話は信憑性を得ました。意味深いことに彼女が話した大量虐殺の様子は、どの歴史書を言い換えたものでもありませんでした。彼女は本や人の話しからは決して知り得ない事柄を語っていました。アイバーソンは彼女の知識は合理的な説明では説明しようのないものであると結論づけました。しかし懐疑の目を向ける研究者もいて、レベッカの発掘された記憶には不正確なものがいくつかあると反駁しています。

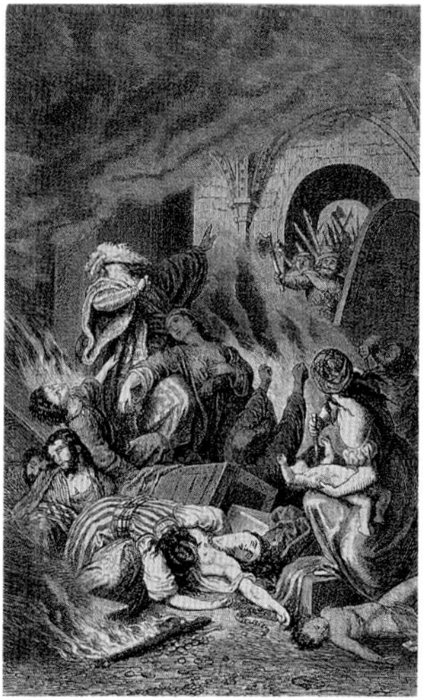

業火による神判

ジェーン・エバンズによるヨークのユダヤ人大虐殺の詳細は、明らかにされている歴史的事実と符号していました。

抑うつ症：雲を晴らす

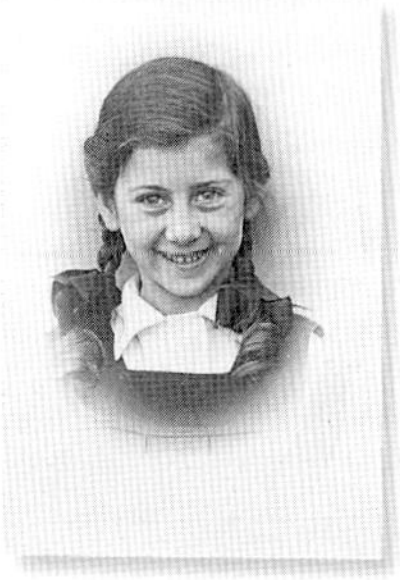

抑うつは運命？
男性の10パーセント、女性の20パーセントが人生のどこかの段階で臨床的うつ病に見舞われるといわれています。

抑うつという言葉は、一時的なネガティブな気分から臨床的うつ病まで幅広い精神状態を表すのに使われます。臨床的うつ病というのは、異常で持続的な気分の落ち込み、日常生活に対する関心の欠如によって特徴づけられる大きな健康障害です。一群の症状が2週間以上続いた時に医師は臨床的うつ病と診断します。その症状には、絶望感、抑えることのできない激しい涙、無気力感、自己嫌悪感、極度の疲労感、心気症、そして極端な場合には妄想、幻覚などがあります。

臨床的うつ病は多く見られる情緒障害です。生物学的な原因による抑うつ（その症例の場合は通常神経伝達物質のレベルを上げる薬剤の投与によって治療することができます）以外の抑うつは、人生上の出来事の結果として、そしてそれに対する心の持ち方の結果として起こります。例えば、仕事を失ったり近親者を亡くしたりすることによって抑うつ症が発症する例が多くあります。

自我の再確立

催眠療法は奇跡を起こすことはできませんが、人にその状況を受け入れさせ、その事柄に対して怒りを覚えさせないようにすることはできます。いくつかのケースでは、催眠療法は行動療法や認知療法と組み合わせて用いられます。純粋にリラクゼーションの手段として用いられる催眠でも抑うつ状態にある人にとっては有益です。催眠はまたトラウマ的記憶の問題を解決し、落伍者の感覚

(p.100ー101)の根源を探るために活用することができます。患者が自分自身に対して良い印象を持つことができるように、一人ひとりの必要や個性に応じて自我強化誘導を作り変えることも可能です。しかしこの技法はポジティブな気分を増幅させるために用いるものですから、いくらかでも患者の内にポジティブな気分がないと効果をあげることはできません。催眠は患者の積極的な参加を必要とするものですから、抑うつ症の患者が完全な絶望感、エネルギーの喪失に見舞われ、何事に対しても真剣に取り組む意欲を持たないという状況では、効果を期待することは無理な場合があります。

拳骨技法

この技法では、良い気分は右手に固着し、悪い気分は左手に固着します。ネガティブな考えを放逐したい時には左手の拳を強く握り、ポジティブな思考を促進したい時には右手を握ります。

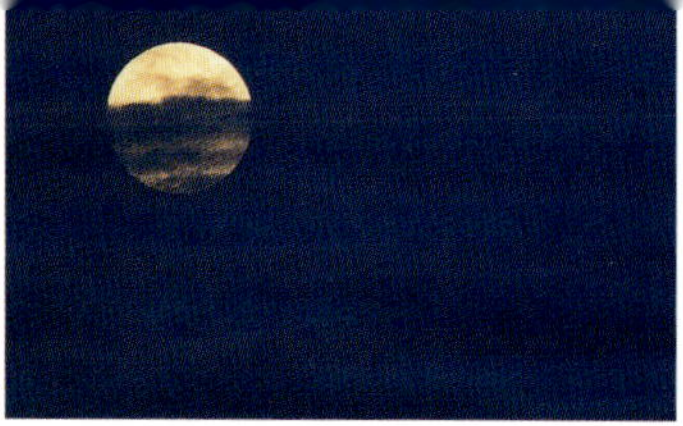

死の夜
夜中に孤独感に襲われ、
気を紛らわすものが
何もないという状況では、
暗い考えや悪夢が脳裡を支配し、
パニック発作が起きやすくなります。

ケーススタディー：抑うつ症 エドワードさん

65歳は、最近全国紙の記者の仕事を退職しました。彼は刺激が多く、責任の重い仕事に慣れていましたので、人生の新しい方向を見つけ自由な時間をうまく使うことができずにいました。彼はまた、自分の才能を十分に発揮することができず、仕事に完全に活かすことができなかったことを悔いていました。彼は人生の無意味さを感じるという危機に直面しました。子供はみんな独り立ちし、彼には責任さえもほとんど残されていませんでした。彼は楽しみに待つものが何もなくなったと感じ始めていました。ある夜、彼はパニック発作を経験し、強い死の恐怖に見舞われました。彼は早朝不眠症（夜明け前に目が覚めそれから入眠できなくなる症状）に罹り、ネガティブな考えや感情にとらわれ苦しむようになりました。

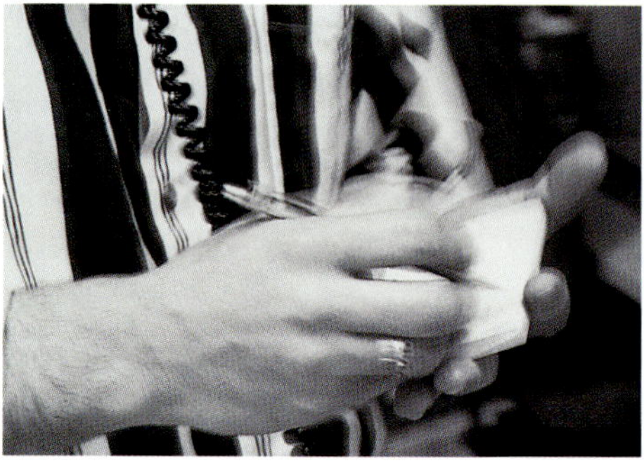

仕事に生きる
エドワードさんは
自分の価値を主として
ジャーナリストとしての
仕事に見いだしていました。

自信を取り戻す

治療経過

エドワードさんの治療は、催眠心理療法と普通の催眠との組み合わせで行われました。催眠心理療法では彼の信条体系と人生に対する考え方を中心にカウンセリングが行われました。催眠療法では暗示によって、もっとポジティブに考えるように、自分の未来を確信するように、そして作家としての技能を使えば今まで以上にクリエイティブに過ごすことができる多くの年月が残されていることが示されました。また自分自身に対して良いイメージを持つことができるような暗示も与えられました。

結果

6、7回の診療前後から、エドワードさんの世界観は大きな改善を示し始めました。彼を覆っていた抑うつの雲が追い払われ、ポジティブにそして自信を持って自分の未来が見れるようになりました。強い不安感も解消していきました。彼は再び自分をコントロールし、自信を持つことができるようになったと感じ始め、今フリーのジャーナリストとして仕事の契約を取ることを考えています。

修復

エドワードさんのネガティブな考え方は、催眠によって思考構造がリプログラミングされ、人生に対する姿勢が修復されることによって氷解していきました。

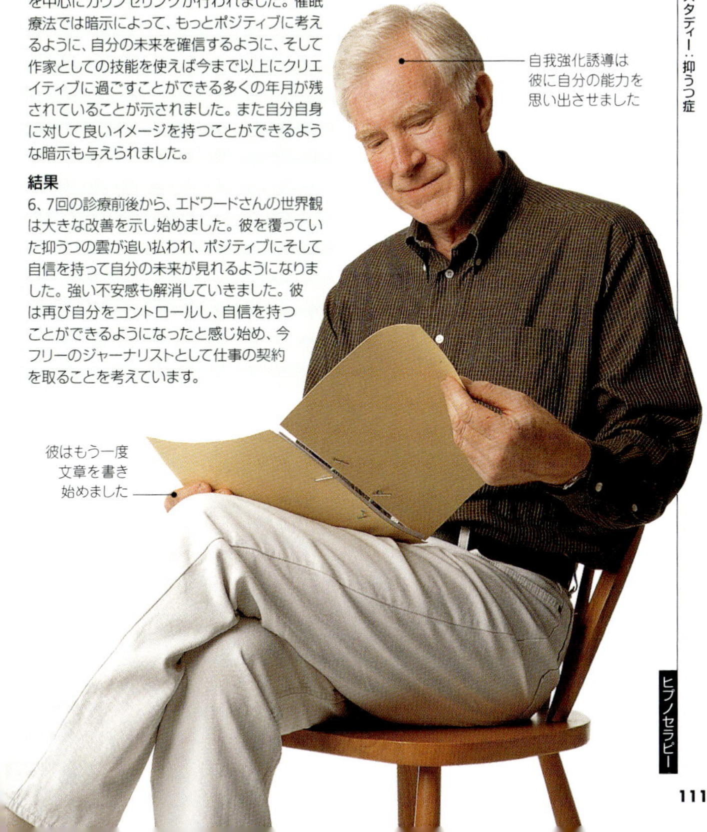
自我強化誘導は
彼に自分の能力を
思い出させました
彼はもう一度
文章を書き
始めました

心的外傷後ストレス：苦悶を癒す

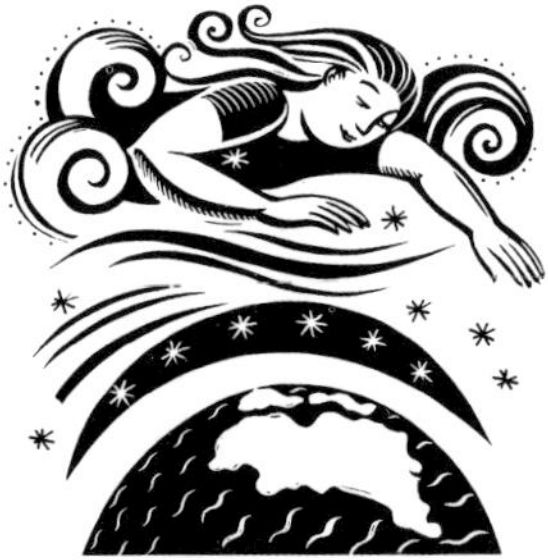

長期にわたる影響
トラウマ的な出来事は
身体に対してと同様に精神に対しても
大きな傷を残します。

心的外傷後ストレス障害（PTSD）は、極度の緊張または恐怖を伴う体験をした後に発症する不安の特殊な形態です。引きがねとなるものは暴力あるいは大ケガ、人為的なものあるいは自然災害によるものなど様々です。極度の緊張がそれを体験した人の内にその後も永く精神的衝撃（心的外傷；トラウマ）を残すという考えは、最初第1次世界大戦の時に示されました。医師たちはその「ヒステリー症的な」症状は爆弾の破裂によって惹起された物理的な圧力のせいと考えました。第2次大戦の期間中に精神科の医師たちは、シェルショックは身体面にではなく、精神面に原因があることを確認しました。そのため彼らはその症状を「戦争神経症」という病名に変えました。

今日では心的外傷後ストレス障害は戦争に特有な現象ではなく、すべての惨事や精神的衝撃の後に発症する可能性を持つ精神的障害であると認識されています。それは生き残った被害者だけでなく、それを目撃した人にも発症する可能性があります。

トラウマの遺産

強い精神的衝撃を受ける出来事を体験した後、生存者のなかに圧倒されそうな強い恐怖感、恐慌感、そして無力感に襲われる人が出てくることがあります。症状としては、無意識的に惨事の場面が割り込むようにしてフラッシュ・バックされ、考えや記憶が現れてくるというものから、幻覚、悪夢、精神錯乱、孤立感、睡眠障害、集中力障害などの形であらわれてくるものまであります。まるで精神がその出来事を再現し、それをもっと完全に、別の観点から理解しようともがいているかのようです。患者はまた、惨事のなかで他の人々は亡くなったのに自分だけが生き延びているということに対して、「生存者罪悪感」に見舞われることがあります。この障害に罹った人は、しばしば引きこもりがちになったり、現在の問題に意識を集中することができなくなったりするため、職場や家庭の人間関係で様々な問題を生み出すことがあります。

リプログラミング

催眠療法を活用することで、患者はその時何が起ったのかを再度眺めることができ、自らの心をリプログラミングして不安やストレスを緩和することができるようになります。また自らの症状の原因をよりはっきりと理解することができ、トラウマ的な出来事を受容することができるようになります。催眠は精神的、肉体的なリラクゼーションを与え、考えや感情の乱れを鎮め、再び自分の役割を果たそうと努力を始めている患者を支援することができます。催眠は患者に症状の終わりを告げ、彼らを平常に戻し、被害者意識から引き離すことができます。

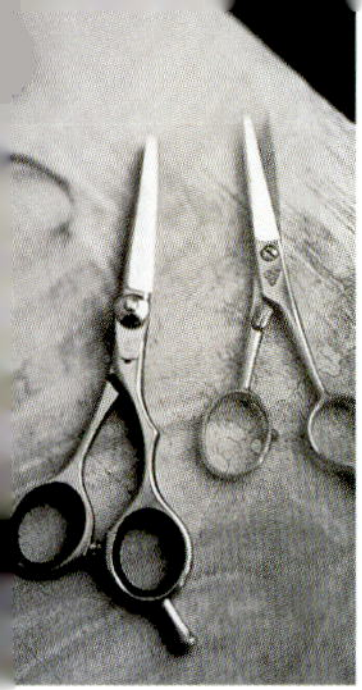

占領される

心的外傷後ストレス障害に襲われた人は、自分はこのまま仕事や家庭生活に適応していくことができないのではないかという不安に襲われることがあります。

ケーススタディー：PTSD

エンマさん32歳、美容師は大きな列車事故に遭遇しました。彼女自身は無事でしたが、悲惨な場面を多く目撃しました。最初彼女は大きなショックを受けましたが、2、3日経過するとだいぶ気持も落ち着いてきたと感じるようになりました。しかし2週間が過ぎた頃から彼女の脳裡に突然、生還することができたその事故の映像が細かな部分までありありと映し出されるようになりました。それは睡眠時にも昼間の覚醒時にも起こりました。それは彼女の生活をすっかり支配してしまい、彼女はそれ以外のことに気持ちを集中することができなくなり、仕事に行くのを止めてしまいました。彼女は夫や友人は自分が今経験していることなど決して理解することができないと思い込み、彼らを避けるようになりました。彼女の夫は彼女の性格があっという間に変わってしまい、どうしたら良いのかわからないという状態でした。

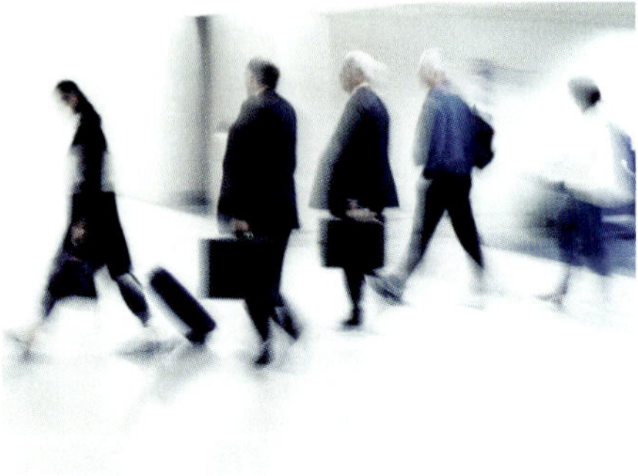

生存者

大惨事に巻き込まれ無事に生還した人の中には、罪悪感に悩まされる人もいます。

終止符を打つ

治療経過

エンマさんの治療はカウンセリングから始められました。彼女はトラウマになった事故について詳細に述べるように言われました。3度目の診療時に、彼女は催眠によってその事故の時点まで退行させられ、どのように彼女の心がその事故に縛り付けられるようになったかを理解しました。その結果彼女は終止符を打ち再起動する過程に入ることができるようになりました。事故はあくまでも過去の出来事であり、彼女の未来を左右するものであってはならないのです。催眠はまた彼女にリラクゼーションを与えるため、そして自我強化暗示によって彼女に自信を取り戻させるために用いられました。

結果

定期的な治療を4ヶ月ほど行った頃から、エンマさんは悪夢に悩まされることが少なくなり、昼間は随分リラックスした気分で過ごせるようになりました。そして午前中一杯は事故のことを考えずに過ごせるような段階まで達し、その後丸一日考えないで済むようになりました。集中力は戻り事故以外のことも考えられるようになり、列車で通勤することもできるようになりました。友だちとも親しく付き合うことができるようになり、夫に対しても考えていることを素直に話すことができるようになりました。

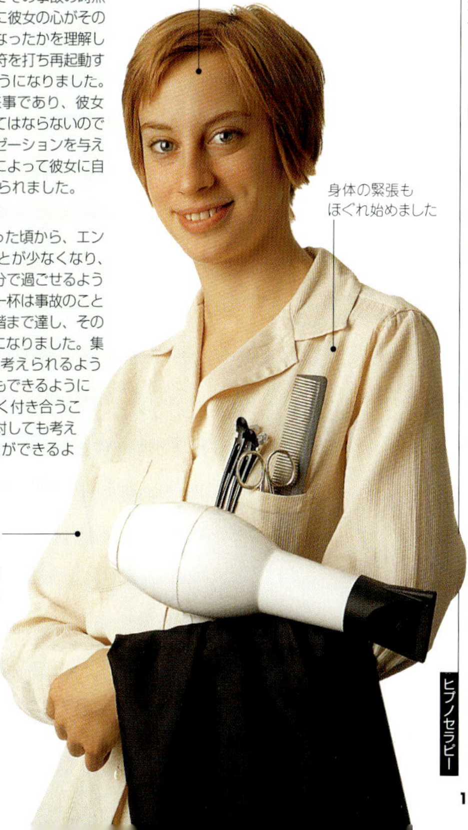
悪夢は徐々に遠ざかり、
集中力が
戻ってきました
身体の緊張も
ほぐれ始めました
孤立感は
緩和され、
関係は修復
されました

心を開く

エンマさんは集中的な催眠療法の結果夫に対して心を開き始め、再び人生を前向きに歩みだすことができるようになりました。

性的障害：リビドーの回復

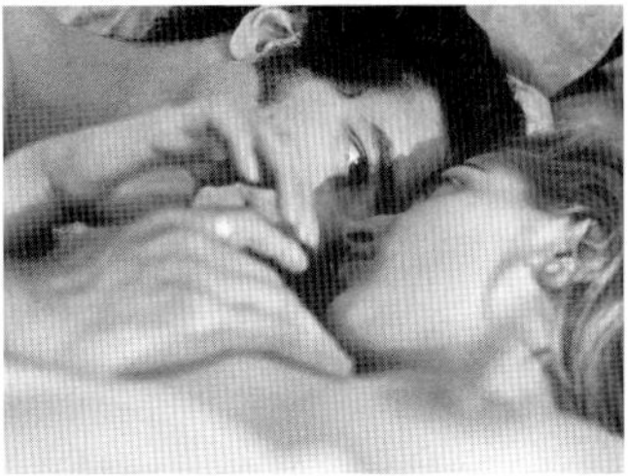

不安感
催眠は性行為に対する自信のなさ、失敗に対する不安を取り除くのに効果があります。

性的障害とは性行為によって快楽と満足感を得ることができない状態と定義することができます。障害の原因には身体的なものと精神的なものがあります。満足し楽しむことのできる性行為を妨げる主要な壁の1つは、不安感です。性行為に対する不安感から勃起不全や早漏が生じます。性交の失敗の繰り返しは、不安、欲求不満、そして恐れへとつながっていきます。血液がペニスに流れ込み勃起を維持するためには、鼡径部筋肉がリラックスしていることが必要です。不安感が血液のペニスへの流入を妨げ、勃起を困難にするのです。男性は自己催眠によってリラックスすることができ、ビジュアライゼーションによって血液をまっすぐペニスに流れ込ませることができます。催眠下での自我強化暗示によって、行為への気持を昂揚させることができます。

女性の障害

女性の場合、性行為に対する無意識的な葛藤は、膣痙という症状としてあらわれます。これは不随意的に起る膣及び会陰筋肉の反射的痙攣で、ペニスの挿入を妨げるものです。原因としては、性交中の痛みに対する恐怖、肉体そのものや性行為に対するネガティブな気持などが考えられます。催眠によって女性はリラックスすることができますし、退行療法によって問題の根源を明らかにし、解決することができます。

満ちたりたセックス

催眠は多くの方法で性行為の手助けをすることができます。性行為に対して罪悪感を感じる人に対しては、リラックスさせ、心を解放する暗示を与えることができます。セックスに興味がなくなったと感じている人に対しては、年齢退行によって満足する性行為の画像的な記憶を呼び覚ますことができます。ビジュアライゼーションは、相手の望みに応えるように行為することを可能にします。ビジュアライゼーションは面接前に心の準備をさせたように、性における出会いのために心の準備をさせます。自分の肉体に対して自意識過剰になっている人に対しては、あなたの肉体は完璧に魅力的ですという暗示を与えることができます。

不妊

催眠はまた妊娠に役立つかもしれません。受精はストレスによっても妨げられますので、催眠はストレスの影響を和らげることによって受精の確率を高めることができる、とする説もあります。

医学的問題

催眠は多くの症状で従来の西洋医学を補完するものとして用いられてきました。それは頭痛、出産、癌、重度の火傷等の痛みを克服する手助けをすることができます。手術の現場において、外科医は不安を和らげ、出血を減らし、麻酔薬の量を減らすために催眠を導入することを許可しつつあります。若干の症例で、催眠は全く麻酔薬を使わない手術のために用いられてきました。癌やAIDSなどの重篤な病気において、催眠は免疫系を活性化するために活用されることがあります。

催眠が最も多く活用されている分野は、ストレスのような精神的要因が関係していると考えられている心身相関的な病気の治療においてです。例をあげますと、喘息、湿疹、過敏性腸症候群などです。

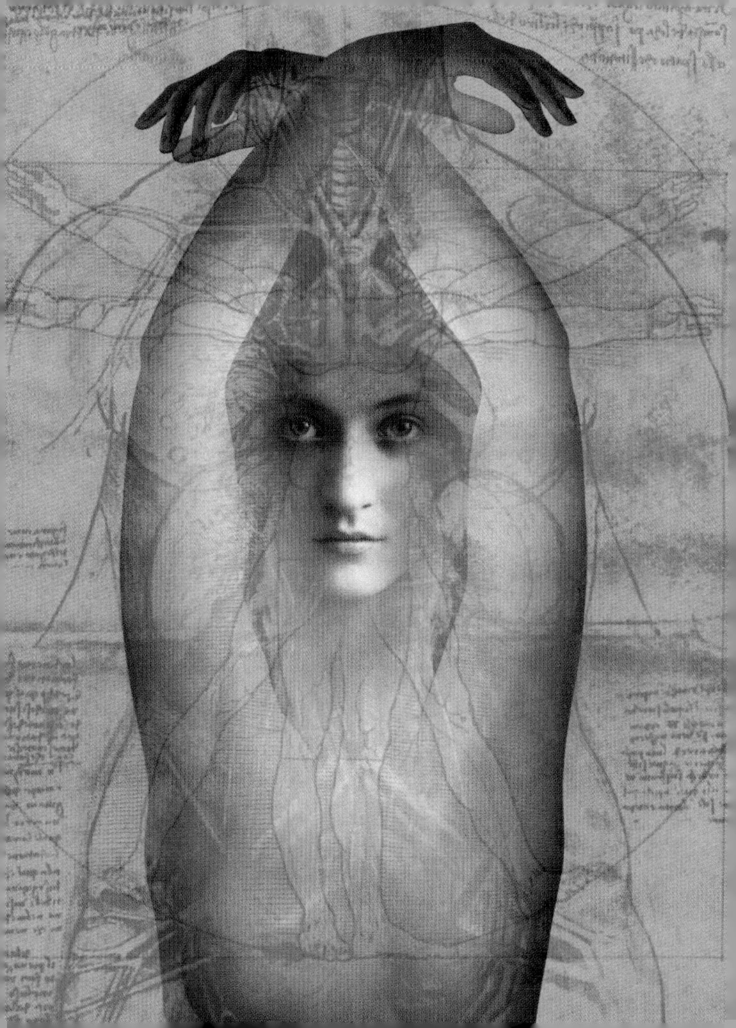

高血圧：動脈をリラックスさせる

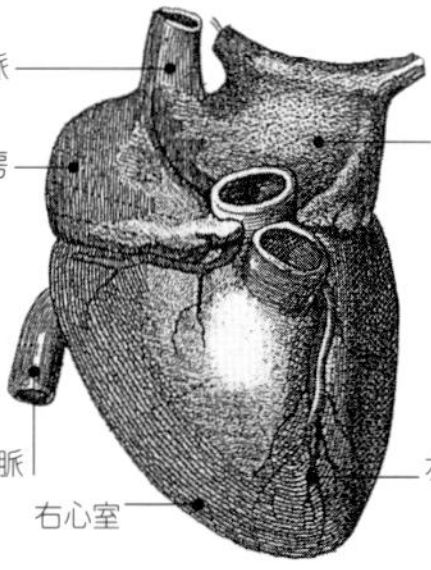

中心的筋肉
心臓の収縮により血圧が維持されています。

毎回の心臓拍動で心筋は収縮することによって血液を全身に送り出します。心筋が収縮した時の血圧が最高値となり、それは収縮期血圧と呼ばれています。次の収縮が始まる前に心筋は弛緩し、血圧は拡張期血圧と呼ばれる最低値まで下がります。どちらの血圧も水銀柱の高さ(mmHg)で表示されます。一般に収縮期血圧が160以上、拡張期血圧が90以上の場合高血圧と考えられています。加齢と共に心臓の血管は伸縮性を失っていく傾向にありますが、それは血圧を高くします。

高血圧症

高血圧または高血圧症は非常に一般的な症状で、人口の10から20パーセントの人がその症状にあります。そしてそのうち90パーセントの人が、原因を特定することができません。危険因子としては、肥満、不健康な生活、アルコールの過剰摂取、ストレス等が考えられます。

ストレスを感じる状況に置かれたとき、心拍数は増加し、血圧は高くなります。よく知られた例が「白衣高血圧症」で、これは医師によって血圧を測定されているということだけで血圧が上昇するというものです。この症状の人々はしばしば自宅で血圧を測ると正常値を示すということがあります。

短期のストレスが血圧に及ぼす影響はかなり研究されていますが、慢性的なストレスが慢性的な高血圧症の原因になっているかどうかは今後の研究課題となっています。催眠療法だけである種の慢性的な高血圧症状を改善することができるかどうかはまだ明らかにされていません。

しかしそれにもかかわらず多くの催眠療法士が高血圧症の患者に催眠療法を施しています。催眠下でのリラクゼーションが一般的ですが、もう1つよく用いられている技法に、身体的反応を変える試みとして心身相関的反応の過程をビジュアライズさせるというものがあります。クライアントは動脈が軟化し、伸縮性が増してきている状態をビジュアライズするように言われ、それによって動脈を流れる血液の圧力を減らします。

実践上の手順

療法士は催眠に用いるイメージと暗示を形づくるためにクライアントの血圧を計測することがあります。

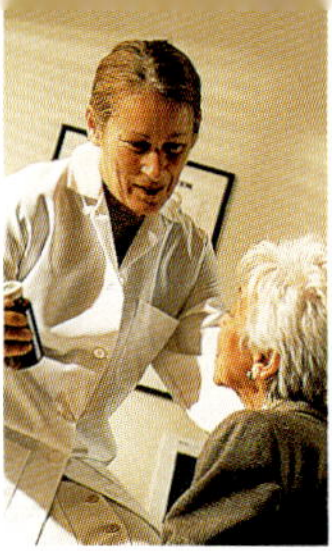

不安感
医療器具に
取り囲まれるだけで
血圧が高くなる人がいます。

ケーススタディー：高血圧症

ジョアンさん60歳は、ここ10年余り高血圧症ぎりぎりの高い血圧が続いていました。彼女のかかりつけの医師は、すでに服用しているベータブロッカーの量をふやし、さらにサイアザイド系利尿薬を加えるという診断を下しました。彼女の症状は彼女の性格によって悪化させられていました。彼女は独立した事業家で、高い成果を上げつづけてきました。すでに引退していましたが、あいかわらず精力的に動き回り、せっかちで、攻撃的でした。こうした彼女の性格は、正反対ののんきな夫と釣り合いが取れていました。彼は何事につけゆったりとした人で、他の人に先を越されることの多い人でした。かかりつけの医師はジョアンさんに、リラックスするために催眠療法をしてみてはどうかと勧めました。

足を持ち上げる
ちょっと時間を取って
リラックスするだけで血圧が
大幅に下がる場合があります。

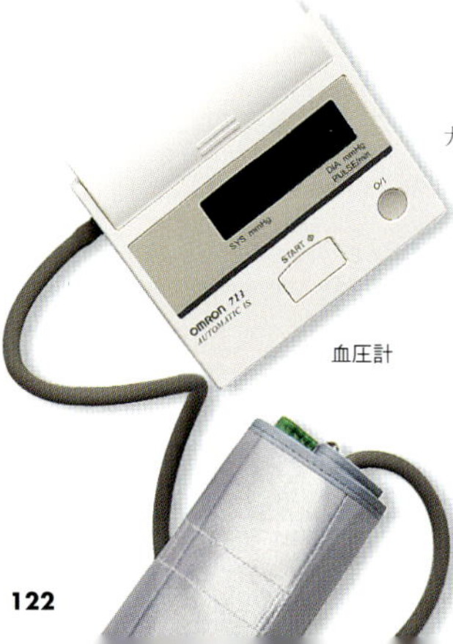

血圧計

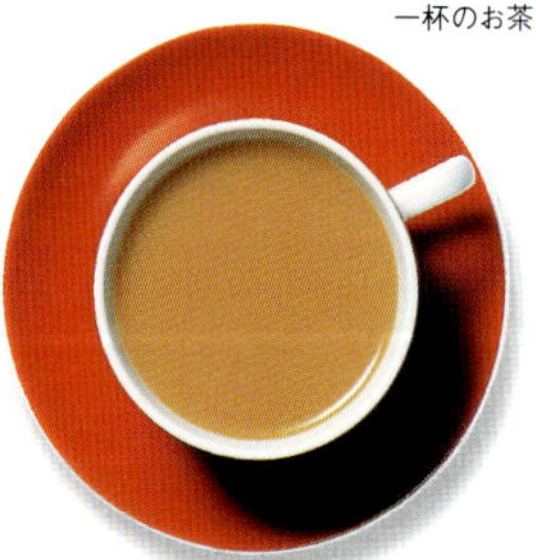

心を和らげる
一杯のお茶

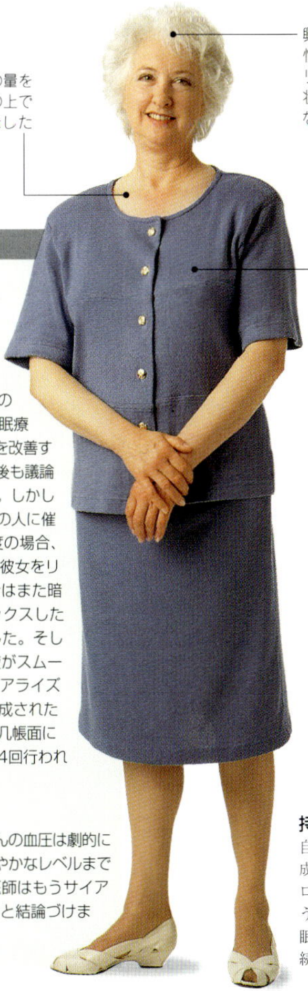
抗高血圧薬の量を
医師との合意の上で
減らしました
興奮しやすい
性格がやわらぎ、
リラクゼーション
状態に入りやすく
なりました
脳卒中や
心筋梗塞の
危険性が
減りました

リラクゼーション

治療経過

短期のストレスが血圧に及ぼす影響はかなり研究されていますが、慢性的なストレスが慢性的な高血圧症の原因になっているかどうかは今後の研究課題となっています。催眠療法だけで慢性的な高血圧症状を改善することができるかどうかは今後も議論しなければならない問題です。しかし多くの催眠療法士が高血圧症の人に催眠療法を施しています。今度の場合、療法士はまず催眠状態を使い彼女をリラックスさせました。療法士はまた暗示を使い、彼女が毎日リラックスした状態で過ごせるようにしました。そして彼女は、動脈が弛緩し血液がスムーズに流れている様子をビジュアライズしました。彼女は彼女用に作成された自己催眠テープを持ち帰り、几帳面に実行しました。診療は全部で4回行われました。

結果

最初の診療の後、ジョアンさんの血圧は劇的に下がりました。以前よりも穏やかなレベルまで戻り、彼女のかかりつけの医師はもうサイアザイド利尿薬なしでも行けると結論づけました。

持続性

自分用に特別に作成された自己催眠プログラムを守ろうという彼女の決心が催眠療法の効果を持続させています。

湿疹：ストレスの緩和及び目に見えない麻酔

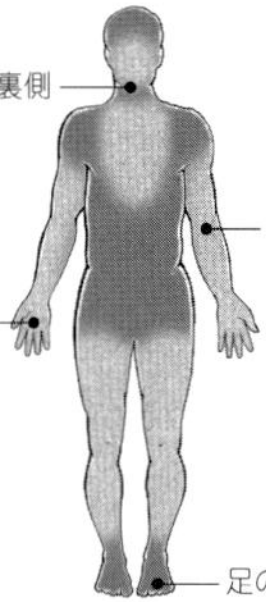

一般的な部位
湿疹は小さな疱疹から始まり、
次にジクジクした状態になり、
その後外皮化し、皮膚の皮厚を導く場合があります。

湿疹は一般に痒みを惹起し、しばしば角化、疱疹を伴う皮膚の炎症です。湿疹は「接触性」湿疹と「アレルギー性」湿疹に分類することができます。接触性湿疹は化学物質等の環境中の刺激物質に接触することによって生じます。アレルギー性湿疹は、イエダニなどほとんどの人には無害なものに対して過剰に反応する過敏性の免疫系によって発症します。脂漏性湿疹は、顔や頭皮などの皮膚に赤い薄片状の斑点ができる症状で、脂腺が集中している部位に多く発症し、皮脂の過剰分泌が原因となっています。

ストレスの影響

患者の多くがストレスによって症状が重くなると報告しますが、それが事実かどうかは不明です。というのはストレスが湿疹に先行していたか、湿疹の発症によってストレスが生じたかは、医師には判断しかねるからです。しかしストレスがいつ生じたかという問題はあくまでも学問的な問題で、ここで重要なことはストレスは確かに存在し、催眠とリラクゼーションは掻こうとする患者の衝動を抑え、不安を鎮めるのに大きな役割を果たすことができるということです。湿疹患者の多くは小児で、彼らに患部を掻かないように自制させることは非常に困難です。このような理由からアトピー性皮膚炎に悩む小児に対しては、催眠療法は特別大きな役割を果たすことができます。

痒みを鎮める

催眠療法のなかで、痒み、不安、不眠などの症状に対して直接暗示を与えることができます。また患者の爪が患部に触れるや否や、たとえ睡眠中でもそれに気づき、掻くのを止めさせるようにする暗示も与えることができます。痒みを鎮めることは湿疹の治療で最も重要なことの1つです。それによって「痒み－ひっかきサイクル」を断つことができるからです。

患者に患部を掻く必要がないと思わせるように、局所麻酔の方法を訓練させることができます。1つの方法としては、痒みを取るために冷たいタオルを患部に押し当てている様子をビジュアライズさせ、そのときに手の感覚をそれに随伴させるというものです。患者は痒いところに手を置くと、冷たいタオルを置いたときと同じように痒みがやわらぎ、鎮まっていくのを感じます。

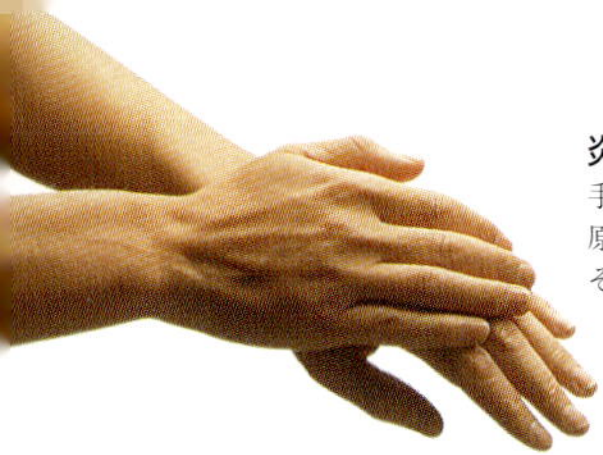

炎症
手湿疹は洗剤などの物質が
原因となって発症する皮膚の炎症です。
それはストレスによって悪化します。

ケーススタディー：湿疹

ポールさん26歳は、10代の頃湿疹を発症しました。彼は試験の時期になるとストレスがひどくなり、肌の状態が悪くなることを自覚していました。彼は不動産会社の営業の仕事をしていますが、成果を出さなければいけないというプレッシャーがストレスを昂じさせているのを感じています。最近では、うろこ状に盛り上がった疱疹が手足にでき、痒みが激しくなっていました。激しいストレスを感じると、疱疹を指で潰すという悪い習慣が身についていました。それは痒みをさらにひどくするだけでした。

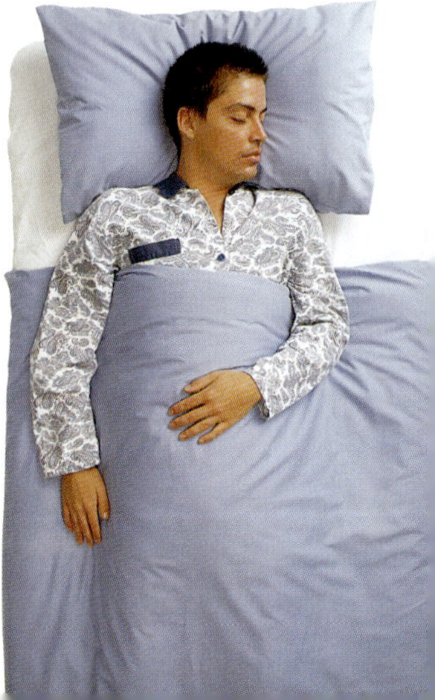

無防備状態
夜ベットに横になるといった
最もリラックスできる状態は、
掻痒にとっても
最高の時間となります。

サイクルを断つ

治療経過

ポールさんは痒みを鎮める直接暗示を使った催眠を5回受けました。彼は、「あなたの皮膚は驚くほど冷たくなり、痒みがなくなります」という暗示を与えられました。3度目の診療で彼は自己催眠テープを与えられ、夜ベットに横になった時――それは掻痒にとっても最高の時間です――それを実行しました。

結果

ポールさんはすぐに暗示に反応し始め、腕浮揚もできると確信するようになりました。数週間の診療の結果、赤い斑点は漸次小さくなっていき、盛り上がりも取れ、痒みも鎮まっていきました。診療の終了時には、彼の皮膚はほぼ正常に戻っていました。自己催眠テープを持っていることで、再度皮膚の症状が悪化しても今度は自分でそれをコントロールすることができるという自信が持てました。皮膚症状の治癒は、連鎖的な効果を生みました。彼は仕事に対してあまり不安を感じなくなり、営業の成績も上がってきました。

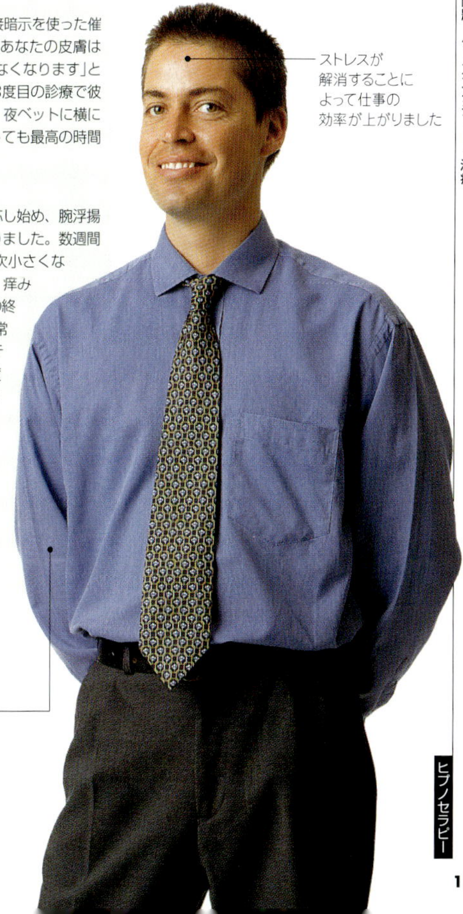
ストレスが解消することによって仕事の効率が上がりました
催眠暗示は炎症を起こしている皮膚の斑点を冷やし、治癒に向わせました

自信回復

皮膚に対する自意識過剰の状態が治り、ポールさんは外向的になり、クライアントとの交渉もうまくいくようになりました。

喘息：イメージによる予防

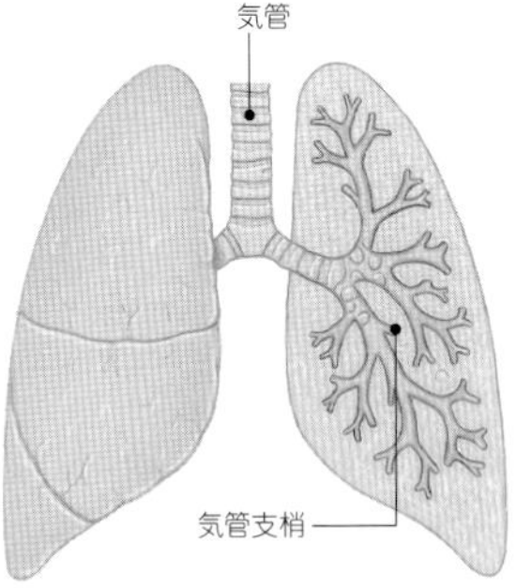

肺
空気は気管を下って
左右の気管支に入り、
肺胞に到達します。
肺胞で血液のガス交換が行われます。

喘息は肺気道が炎症を起こし特定の刺激に対して敏感になることによって気道が狭められ、肺に届く酸素量が減少し、咳や息切れを起こす症状です。特定の刺激には、花粉、運動、イエダニ等があります。慢性的な病気の1つで、全人口の7パーセント前後の人が罹患しています。喘息に罹っている子供の数は、過去20年の間に約4倍に増加していますが、なぜそうなったかについてはまだ結論は出ていません。

ストレスの影響

ストレスが喘息を引き起こすわけではありませんが、精神的な要因が症状を悪化させる場合があります。怒り、ストレス、あるいは喜びさえも発作の原因になることがあります。青少年や成人の患者は時々、口論している時などストレスが昂じている時に喘息が悪化すると感じる場合があります。重い喘息発作を患っていることそれ自体が大きなストレスになっています。発作が起きると、過換気症候に付随して不安感が増し、それがまた呼吸障害を起こし、こうして症状を悪化させていくといった悪循環が生ずる場合があります。

ここで是非とも注意しなければならないことは、催眠はあくまでも予防的治療であり、救命薬を適用しなければならない急性発作には用いられるべきではないという点です。

催眠の役割は全般的なリラクゼーションを促進し、症状を悪化させるストレスの原因を探ることです。リラクゼーションは発作の回数を減らし、喘息の激しさを軽減することができます。また自己催眠によって発作開始時の喘息の苦痛を和らげることも可能です。この場合、気道の拡張のイメージをビジュアライズするという方法が用いられます。しかし実際に発作で苦しんでいる人にその場で催眠療法を行うのは適切ではありません。喘息患者に「あなたは発作の間ゼイゼイ息を切らすことはありません」という暗示を与えると、呼吸衝動を弱めてしまい呼吸困難をまねくおそれがあります。

医学的調査によって催眠は喘息発作の回数を減らすことが立証されています。16人の喘息患者を対象にした1年間の調査において全員に自己催眠の仕方を教えたところ、自己催眠実施以前の総受診回数は44回でしたが、1年後の総受診回数は13回に減りました(Morrison,1988)。

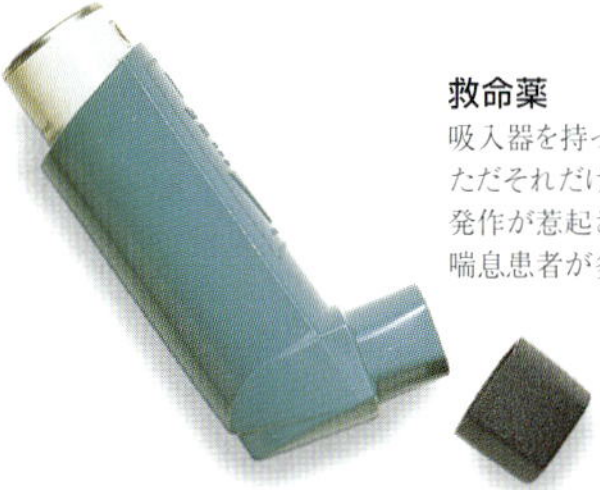

救命薬

吸入器を持ってないという、ただそれだけのことで不安感が昂じて発作が惹起されたという経験を持つ喘息患者が多くいます。

ケーススタディー：喘息

ローラさん30歳、看護士は、喘息発作をコントロールする方法を獲得したいと考えていました。彼女の症状は幼少時からのもので、疲れやストレスを感じたり、感情的になったりすると、それが引きがねとなって発作が始まりました。彼女は最近離婚を経験しましたが、そのことで自分が自信の欠如といった人生上の問題を抱えているという事実に直面しました。それらの問題は立ち去っていく気配がありませんでした。彼女は誰も自分のことを魅力的と思ってくれないのではないだろうかと不安な気持ちになりました。そうしたストレスが彼女の症状をさらに悪くしていきました。彼女は何回か呼吸不全に陥り、入院を真剣に考えました。そんな時、彼女は仕事の一環として催眠療法のコースに参加しましたが、その時彼女は催眠は自分の症状をコントロールする手助けをしてくれるかもしれないと思いました。

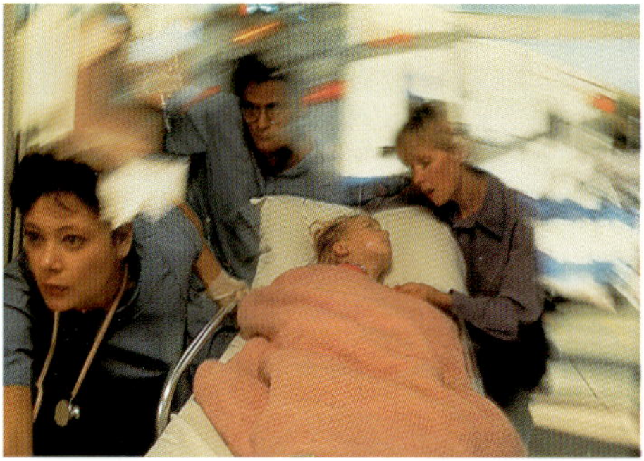

喘ぎ

ローラさんのような喘息患者は、いつ入院しなければならないような重篤な発作に襲われるかもしれないという恐怖の中で生活しています。

症状の鎮静化

治療経過

ローラさんは全部で6回の催眠療法を受けました。彼女は治療の中で、「あなたの呼吸は落ち着きリラックスできます」という暗示を与えられました。その目的は、彼女が呼吸のことを考える時、いつも落ち着いた気持がそれに随伴するようにするためです。彼女の治療には、彼女に自信を取り戻させるための自己愛と自尊心についての暗示も含まれていました。

結果

早くも2回目の診療までに、彼女は楽になっていることを感じ始めていました。気がつくと診療と診療の間の発作回数は漸次的に減っていました。その後彼女は喘息が実際に収まっているという段階に到達することができ、予防薬も服用しなくて済むようになりました。

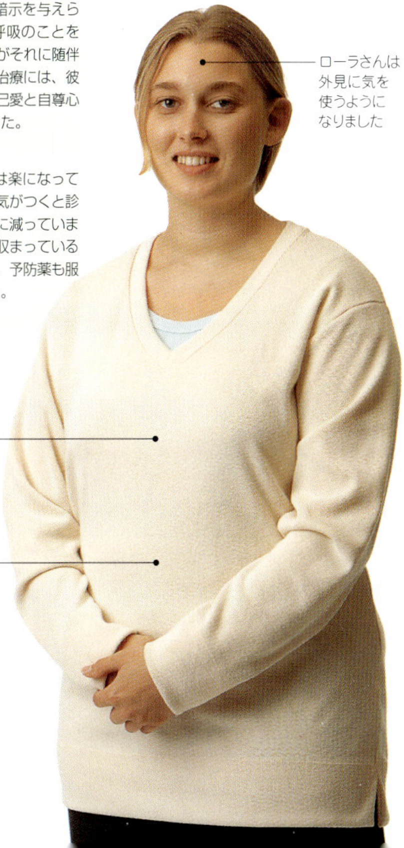

ローラさんは外見に気を使うようになりました
症状が治まったので、彼女は健康を取り戻すためジムに通い始めました
食事習慣をコントロールすることができるようになり、少しづつ体重を減らすことに成功しています。

連鎖的効果

1つの障害を克服したことでローラさんは自信を回復し、それが人生の別の側面でも良い効果を生み出しています。

過敏性腸：
不安の連鎖を断ち切る

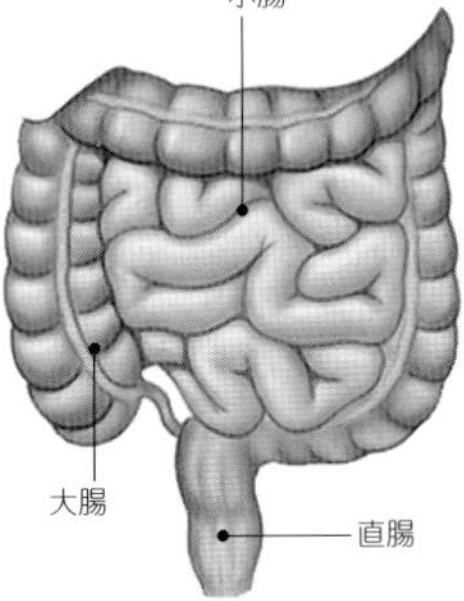

腸
腸は長い管を形成し、
小腸と大腸という
2つの主要部分に分かれています。

過敏性腸症候群（IBS）の症状には、腹痛、痙攣、膨満感、ガス貯留等があり、人により大きく異なっています。患者はしばしば下痢と便秘の間を往き来しています。この病気は非常に多くみられる腸の病気で、成人の10から20パーセントの人が罹患していますが、多くの人が特別な治療を行っていません。IBSの患者全体の内訳を見ると、女性は男性の3倍を占めています。

IBSの原因はまだ明確にされてはいません。研究では、心配性、強迫観念、自意識過剰、依存性、神経質、罪悪感、自信の欠如、抑うつ、これらの性質を持つ人がIBSになりやすいことが示唆されています。

IBSにおけるストレスの役割を研究する科学者が直面する1つの問題は、その病気自体がストレスを惹起するということです。患者はストレスがIBS症候群を惹起し、それが逆にストレスを増大させるといった悪循環に捕らえられている場合があります。

深いリラクゼーション

催眠によってもたらされるリラクゼーションはIBS症候群に対して有益な効果を及ぼします。IBS患者は催眠によって、イメージを用いて消化管及び腸の筋肉をコントロールする方法を学ぶことができるようになります。療法士は患者に語りかけながらリラックスした落ち着いた状態に誘導し、腸の筋肉がとても滑らかで楽になっている状態をイメージするように導きます。こうしてイメージを使うことに成功した患者は、痛み、膨満感、痙攣、下痢、便秘の回数が少なくなったと報告しています。4分の3以上のクライアントが、直接催眠暗示だけで症状の顕著な改善を経験しています。それで不十分な人は、さらに精神療法に進むことによって効果を得ることができます。

医学的検証

IBSに対する催眠療法の有効性を実証した医学的研究がいくつかあります。Lanset 1989に載った研究では、IBSに罹患している33名の患者に40分間の催眠療法を7週間続け、同時に自己催眠の方法を教え1日おきに自宅で実行してもらいました。治療終了時までに33名中22名が改善を示し、そのうち11名がほとんど症状が出なくなりました。

ストレスは消化器官全体に障害を起こしますが、催眠はそれを中和することができます。研究によれば、催眠はまた十二指腸潰瘍の患者にも症状軽減を維持させる効果があることが示されています。

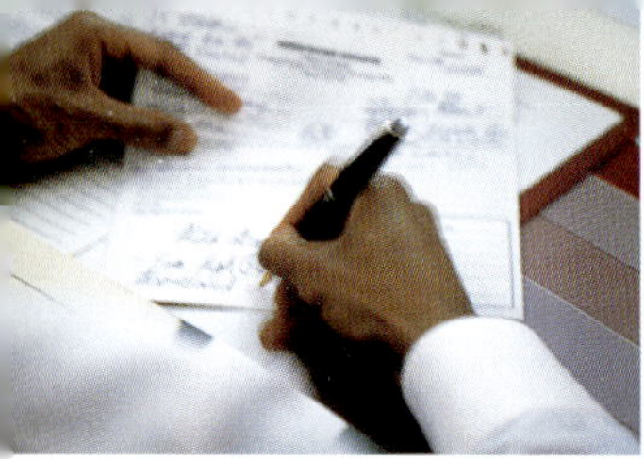

ストレス

スチュワートさんは期限のある仕事を任されると、不安感が腸を直撃しているように感じました。

ケーススタディー：IBS

スチュワートさん27歳は公務員でしたが、IBSを発症していました。突然襲う下痢症状を経験した彼は、いつも一番近くのトイレはどこかを気にかけながら生活しなければならない状態でした。彼はいつ発作が起るかも知れないという強い恐怖に取りつかれはじめていましたが、そのことがまたしばしば彼の腸を痙攣させました。彼はとうとう自宅から離れること、バスで通勤することすら恐怖に感じる段階にまで達しました。社会生活から隔絶することによって彼は抑うつ感を強め、まだ彼と同居していた年老いた両親にますます依存するようになっていきました。最初に彼に身体的にどこも変調はないという診断を下したかかりつけの医師は、彼に催眠療法を勧めました。

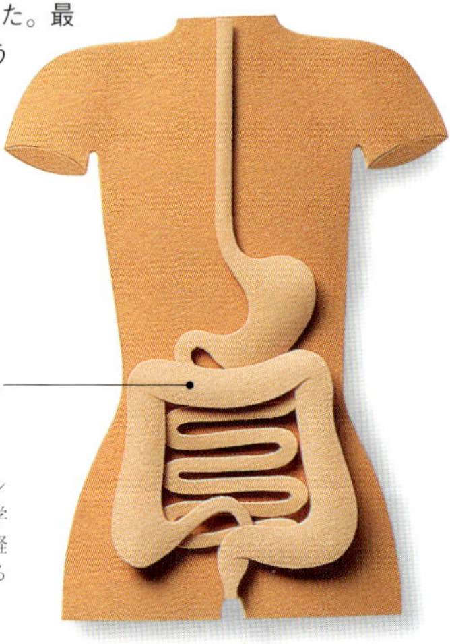

争点

過敏性腸は腸壁のホルモン活動の結果であるという科学者がいる一方で、中枢神経系が関与していると示唆する科学者もいます。

不安と戦う

治療経過

療法士がスチュワートさんを催眠状態において最初にしたことは、リラックスさせることと、不安な事をくよくよ考えることを止めさせることと、そしてトイレに対する妄執を絶つことでした。2番目は、消化器系は健全でリラックスしているので、身体は本来の仕事を遂行できているというポジティブな暗示を与えることでした。潜在意識に対しては、トイレに行きたくなった時はいつでも行くことができるという暗示が与えられました。治療の一環として、彼は自分も問題に立ち向かい、外出し始めることを決心しました。彼はリラクゼーション用の自己催眠テープも与えられました。

結果

3度目の診療までに、暗示はスチュワートさんの潜在意識に入り込み効果を顕しはじめました。彼は再度友だちと外出し始め、通勤も楽しくできるようになりました。欠勤が長期に及んだため彼は失職の危機にあったのですが、その心配も不用になりました。5度目の診療までに彼の腸はほぼ正常なパターンを示し始め、彼の人生にほとんど影響を及ぼさないようになりました。

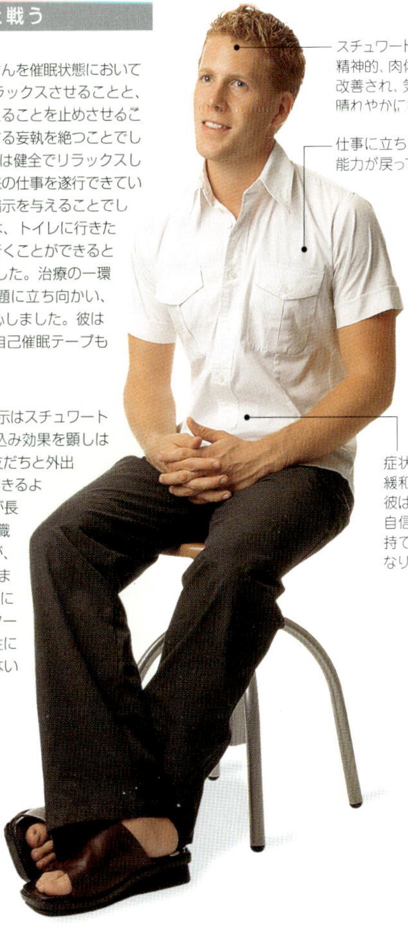
スチュワートさんの精神的、肉体的状態は改善され、気分も晴れやかになりました
仕事に立ち向かう能力が戻ってきました
症状が緩和したことで彼は社会生活に自信が持てるようになりました

修復

催眠はスチュワートさんにとっての辛い循環を断ち切り、平穏な日常生活に戻るための手助けをしました。

頭痛及び偏頭痛：フィードバック制御

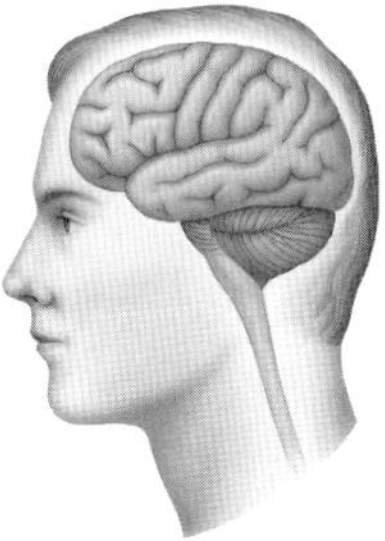

緊張
頭痛の中には頭皮の筋肉の緊縮によって起こるものもあります。

頭痛は90パーセントの人が人生のどこかで経験する一般的な症状です。頭痛の激しさは、こめかみがズキズキするといったものから、恐ろしい強烈な痛みまでさまざまです。前夜お酒を飲みすぎたため、というように理由がはっきりしているものもあれば、緊張型頭痛のように理由が明確でないものもあります。後者のほうがより恐ろしく感じられます。締めつけ、圧迫、収縮、このような感覚を伴う緊張型頭痛は、ストレスや姿勢が原因となって起こる顔面、頚部、頭皮の筋肉の緊縮によって惹起されます。緊張が筋肉を緊縮させ、それが脳に血液を供給している動脈を圧迫し、収縮させるのです。

偏頭痛

偏頭痛と緊張型頭痛はかなり共通点がありますが、以下の症状の2つ以上が同時にあらわれているならば偏頭痛が疑われます。視野欠損・閃光等の視覚障害、頭の片側に多くでるズキズキする痛み、吐き気または嘔吐、下痢、光を眩しく感じる。ほぼ10人に1人のひとが偏頭痛で苦しんでいます。

偏頭痛は脳に血液を供給している動脈の痙攣や拡張が原因だと考えられていますが、まだ完全には解明されていません。

圧力を軽減する

偏頭痛も頭痛も患者の不安を軽くするリラクゼーションの暗示によって緩和することができます。頭の中の余分な血液を排出させる、といった暗示を用いる療法士もいます。

手や腕の体温を上昇させるバイオフィ

ードバック・トレーニングによる偏頭痛の治療は、多くの場合通常の催眠療法に頼らずに行われます。この方法では、患者は自らが作りだす身体的変化の情報を電子音、光の点滅、計測器の指針などによって「フィードバック」させられます。同様の試みは直接暗示、またはお湯に手を浸すといったイメージを使った催眠によっても行うことができます。手や腕に向う血流を良くすることで、脳の血管の拡張を抑え、加えられている圧力を軽減し頭痛を緩和することができると考えられています。

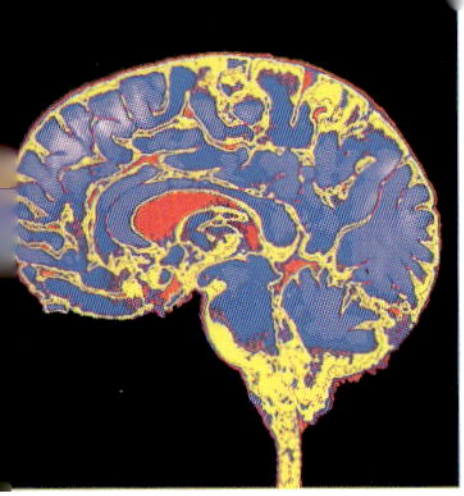

原因
偏頭痛及び頭痛は
脳への血液供給の変化が
原因と考えられています。

ケーススタディー：頭痛

サリーさん40歳は社会福祉事業の責任者をしていましたが、激しい緊張型頭痛に悩まされていました。頭痛は最初週に1、2度起こる程度でしたが、その後毎朝頭痛で目が覚めるようになりました。鎮痛剤を服用すると何とか収まって仕事に行くことができるのですが、昼近くなると痛みがぶり返し、それ以降は痛みとの格闘が続きました。頭痛は、痛いというよりは、目のまわりが圧迫される感じ、そして頭や首が張るといった感じでした。彼女は仕事で強いストレスを感じていましたが、それは彼女の非理性的な上司が彼女に無理なタイムリミットを押し付けるからでした。

日常的要因
サリーさんの仕事上の
ストレスのように、
緊張型頭痛の原因となる
不安や抑うつが常に
横たわっている場合には、
その問題に真剣に
対処する必要があります。

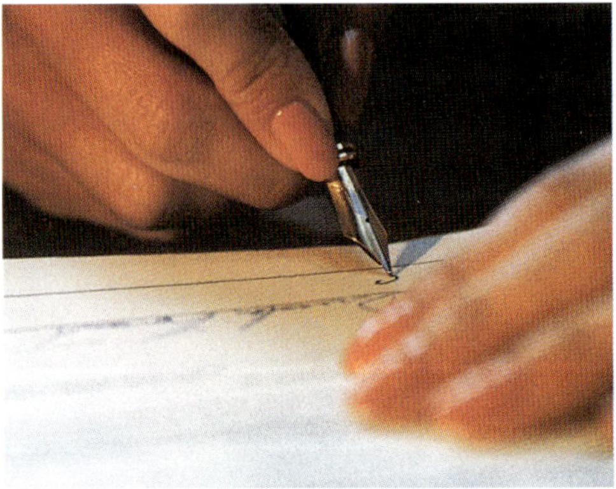

自助努力

サリーさんはストレスと関係している頭痛を、痛みを軽減させる自己催眠技法によって制圧しました。

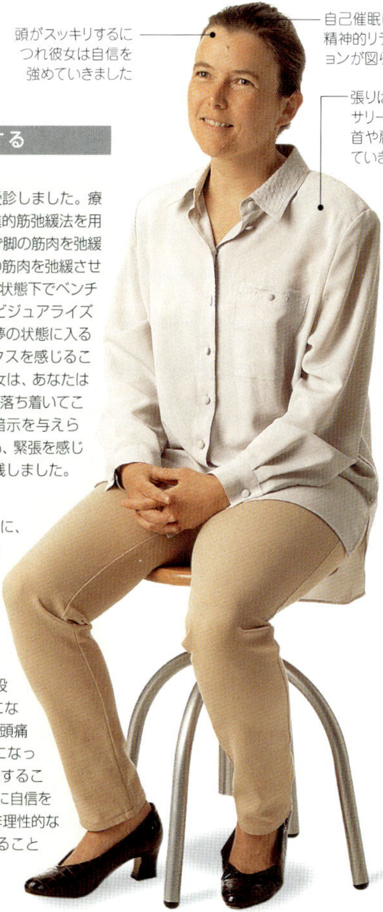
頭がスッキリするにつれ彼女は自信を強めていきました
自己催眠によって精神的リラクゼーションが図られました
張りはサリーさんの首や肩から去っていきました

緊張を予防する

治療経過

サリーさんは催眠療法を3回受診しました。療法士は誘導の一部として、漸進的筋弛緩法を用いました。療法士は彼女にまず脚の筋肉を弛緩させるように言い、次に全身の筋肉を弛緩させました。また彼女は一度、催眠状態下でベンチに横たわっている自分自身をビジュアライズすることによって解離性白日夢の状態に入ることができ、精神的なリラックスを感じることができました。催眠下で彼女は、あなたは全ての業務をよりリラックスし落ち着いてこなすことができます、という暗示を与えられました。彼女はまた自宅でも、緊張を感じたときはいつも自己催眠を実践しました。

結果

サリーさんは3度目の診療までに、自己催眠で頭や首の回りに張りが生じるのを予防し、頭痛の発作をくい止めることができるまでになりました。2ヵ月後の追跡診療では、彼女は完全に腕浮揚をマスターしており、張りが起こるのを最初の段階で止めることができるようになっていることが示されました。頭痛は彼女にとっては過去のことになっていました。1つの問題を解決することができたという自覚は、彼女に自信をつけさせました。現在彼女は非理性的な上司のもとを去り職場を代えることを検討しています。

腰痛：ターゲティング・ペイン・リリーフ

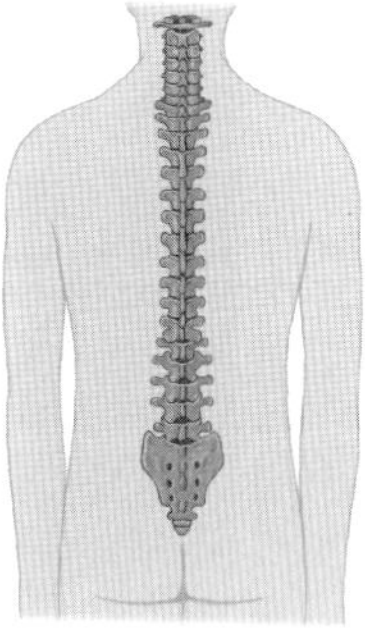

デリケートなバランス
背中の筋肉のちょっとした異常も脊椎と神経に問題を起こします。

ほとんどの人が人生のどこかで腰痛を感じています。そしてそれは常に欠勤理由の上位を占めています。腰痛それ自体は病気ではなく、1つの症状に過ぎません。腰痛は、必ずしも正確にどこが悪いと判明するわけではありませんが、身体のどこかに異常が起きているということを示しています。イングランドとウェールズを合わせて年間で1億日の労働日が腰痛のために失われています。

腰痛の原因としては、悪い姿勢や物の無理な持ち上げから、脊椎の損傷までさまざまです。重い荷物を持ち上げたり運んだりする人や、同じ場所に長時間腰掛けて過ごすような人が腰痛になりやすいようです。痛みはしばしばストレス、不安、抑うつ、人間関係のこじれ等によって悪化します。

生活上の緊張やストレスが、直接的に腰に来る人がいます。最初いくつかの筋肉の緊縮が起こり、それに続いて、筋肉はたいてい何組も組み合わさって働いていますから、それが背中の複雑に相互作用する筋肉システム全体を異常な状態にします。これが脊髄から出ている神経を圧迫すると、痛みが生じ、触ると痛い敏感な状態が広がっていきます。痛みは悪循環を起こします。痛みを感じることで筋肉がさらに緊張し、状況をどんどん悪化させます。

漸進的リラクゼーション

催眠療法は特定の筋肉をターゲットに

して、それをリラックスさせるための暗示を与えることができます。クライアントは漸進的筋弛緩法の練習を通じて背中の筋肉の弛緩を自ら促進することができるようになります。またそれは腰に加えられている力をコントロールするのにも役立ちます。痛みが慢性的なものになった場合は、催眠麻酔（p.148-149参照）等の方法を用いてそれをコントロールします。多くの人が腰痛に対する催眠療法は、指圧師、整骨医、あるいは理学療法士の治療と組み合わせて活用すると最も効果的であると考えています。

自ら助ける

立ったり座ったりしている時の姿勢は重要で、それは腰痛を抑えることができるかどうかに大きく影響します。姿勢に気をつけるだけで、背骨に加わる多くの力を最小化することができます。

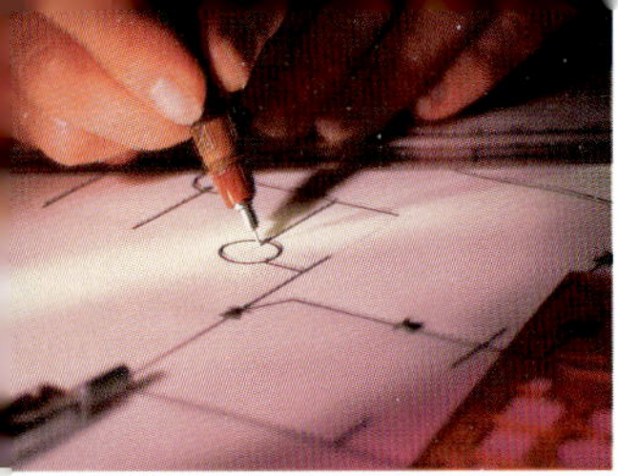

きちんと腰掛ける
長時間机に屈みこむような
座り続けの作業は、
しばしば腰痛の原因となります。

ケーススタディー：腰痛

マーコルムさん35歳は、顧客の多い設計事務所で製図工をしていました。彼の仕事は主に製図板に向って長時間座り続けて作業することでしたが、短い納期といったプレッシャーが加わると問題はまっすぐ彼の細い腰に向い、放射状の痛みが彼を襲いました。彼は椅子をいろいろと変えてみましたが、最初のうちは楽に思えても、長時間使うとやはり腰に張りを感じてきました。

驚異
腰は身体全体を支え、
あらゆる方向に屈曲し
回転することができ、
そこを貫通している神経を
保護しています。
これほど多くの機能を持った部位に
異常が起きたとしても少しも
不思議ではありません。

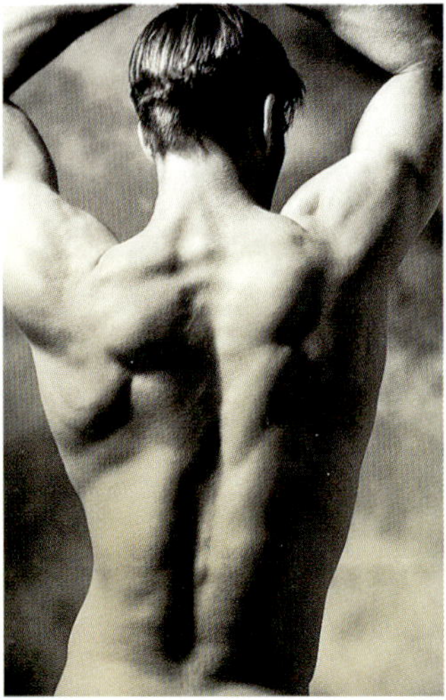

痛みを回避する

治療経過

療法士は催眠を用いて、身体と精神の両方のリラクゼーションを図りました。考え方としてはマーコルムさんに、腰の筋肉が痙攣状態に入ろうとしている最初の合図を認識することができるように教え、そうすることで呼吸法と自己催眠によって痙攣発作を未然に防ぐというものでした。

結果

3度目の診療の後、マーコルムさんは腰の痙攣をコントロールし、それが起こるのを未然に防ぐことができるようになったと感じることができました。彼はまた整骨医のもとを訪ね、背骨の矯正をしてもらいました。催眠は好ましい副作用として、彼を人生の他の側面でもリラックスして臨むことができるようにしました。

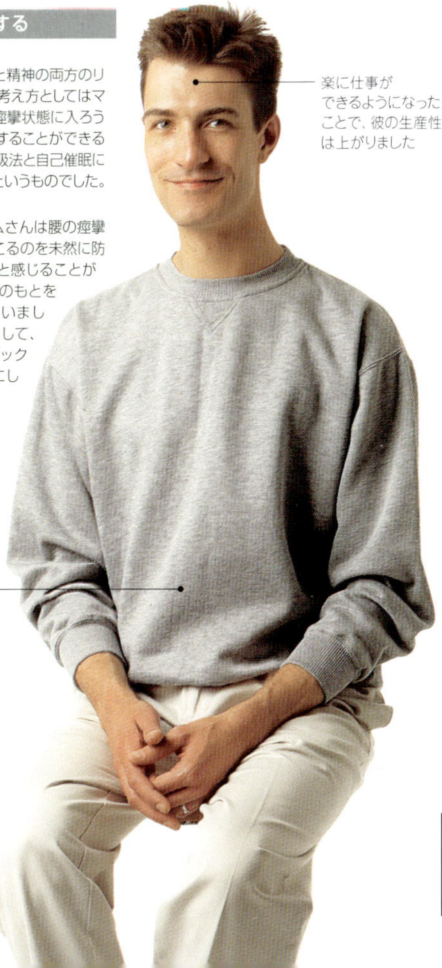

楽に仕事ができるようになったことで、彼の生産性は上がりました

彼は緊張やイライラを感じなくなり、家族との関係も改善されました

好ましい副作用

マーコルムさんは腰痛から解放されたことにより、人生の他の多くの面でも良い結果がもたらされていることを感じています。

ペイン・リリーフ：知覚の変換

催眠はコデインやモルヒネ等の鎮痛薬よりも鎮痛に効果的な場合がしばしばあります。その真の優位性は、それらに比べ安全性がはるかに高いという点にあります。すなわち催眠には、判断を鈍くさせたり、機械を操作する能力を鈍化させるといった副作用がなく、中毒性もありません。

1965年にメルザックとウォールによって初めて提唱されたゲート・コントロール説は、なぜ催眠が痛みを軽減するのに有効であるかを説明する1つの鍵を与えてくれるかもしれません。その学説は痛み刺激と主観体験の関係が明確にされていないという指摘を受けた後さらに発展させられましたが、要約すると、痛み受容器からの入力信号は、脊髄にあるゲート(門)でコントロールされるという説です。ゲートは上行神経及び下行神経の活動の度合いによって開かれたり閉められたりします。

脳は痛みに反応してエンドルフィンという痛覚を和らげたり抑制したりする化学物質を放出することができます。こうしてゲートは、痛み刺激に対する末梢的

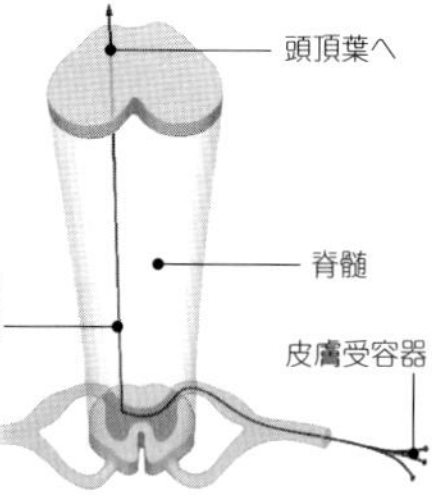

進路

痛みの知覚は神経の末端から脳に電気信号が送られることによって行われます。

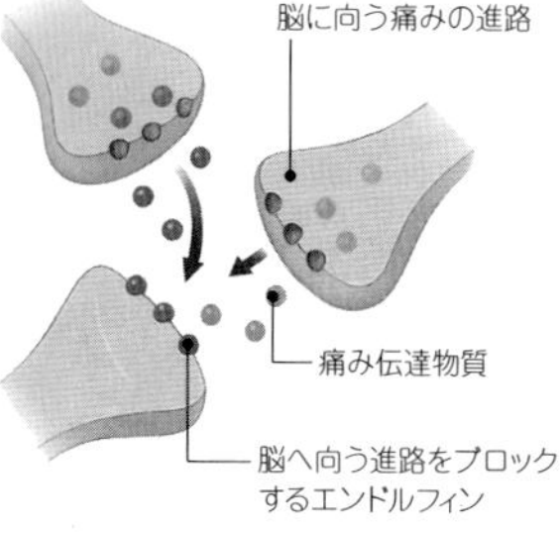

妨害

この神経ゲートの模式図は、エンドルフィンがどのように作用して痛み情報がこれ以上脳に届かないようにブロックするかを示したものです。

反応と、認識・感情といった高次の脳活動の両者に影響を受けながら開いたり閉まったりします。こうしたことから、知覚される痛みの強度は精神状態によって変えることができるということができ、精神的な介入の道が開けるのです。

神経情報を変える

催眠は身体が自ら備えている鎮痛薬であるエンドルフィンの放出を促進するというかたちで作用するのかもしれません。しかし正確なメカニズムはまだわかっていません。慢性的な長期の痛みが患者を抑うつ状態にしている時、この入力伝達部のゲートは通常よりも開いている状態が多くなり、その結果痛みの情報をより多く通過させることになります。催眠は痛みを完全に取り除いたり、それを感じなくさせたりする場合もありますから、催眠をペイン・リリーフに使う場合は、医師は催眠に先立って患者に隠れた医学的精神的障害がないかどうかを入念に調べておく必要があります。身体的障害から生じている痛みを取り除いてしまうことによって、適正に治療されなければならない病気が放置される危険性があるからです。

ペイン・コントロール・テクニック

療法士が痛みを軽減するために用いる催眠の戦略は数多くあります。自己催眠を教えることによってクライアントの痛みに対する考え方を変えることができます。クライアントは自分を犠牲者と考えることがなくなり、状況に対する支配力を強化することができるようになります。ペイン・コントロールに最もよく使われる催眠技法は以下のとおりです。

転位

痛みをある部分から他の部分へ移動させることができるという暗示には、痛みの強さも変えられるといった別の次元での変換も含まれています。四肢末端の痛みは腹部の痛みほど恐怖に感じないということはよく知られています。

手のひら麻酔

あなたの手は感覚が麻痺しました、そしてその麻痺はわたしが触る部分に移っていきますという暗示を与えながら行います。

解離

痛みが身体から離脱し別の場所へ向っている様子をクライアントに想像させます。またクライアントの意識を何か別の面白いもの、楽しいものに熱中させることも多くの場合効果的です。

置換

痛みの感覚を別の感覚、例えば暖かさの感覚に置換する方法です。そのことによって患者は不快な感覚を再解釈します。

直接的軽減

痛みは和らぎ徐々に去っていきますという暗示を、「音量を小さくします」といった隠喩を使いながら与えます。

幸せな気持、安らかな気持を
想像することで痛みを
軽減させることができます

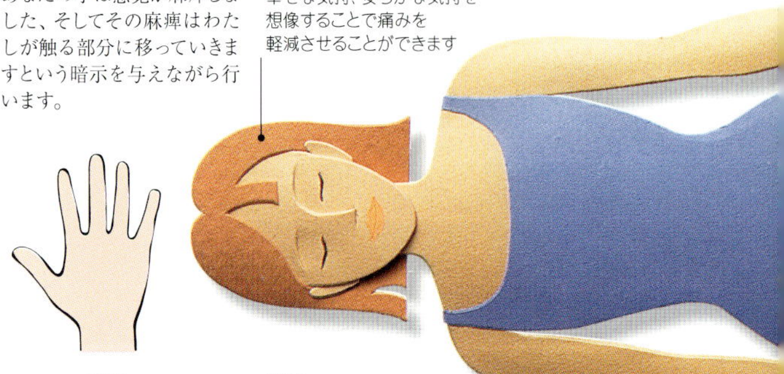

転移

麻痺の感覚を痛みのある
部位に転移させます。

変換

催眠は痛みに対する
知覚の様態を変化させます。

神経生理学的隠喩
クライアントに脳のコントロール・パネルを想像するように言い、それを使って痛みが送信している信号のボリュームを下げさせます。

「可視形態」の創造
痛みに想像上の姿形を与え、そうすることによって痛みはコントロールできないもの、手の届かないものという考えを取り除きます。

時間の歪曲
痛みが生じた時は時間は早く過ぎ、そうでない時はゆっくり進むという暗示を与えます。そのことによって痛む時間よりも楽な時間のほうが長く続きます。

年齢退行・年齢進行
クライアントを痛みが無かった時点へ回帰、あるいは将来の痛みが取れた時点へと進行させます。

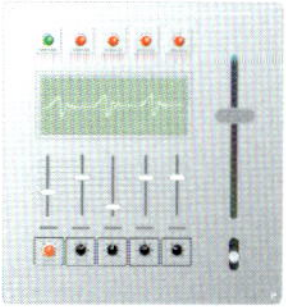

音を下げる
痛みのボリュームを下げている場面を想像させます。

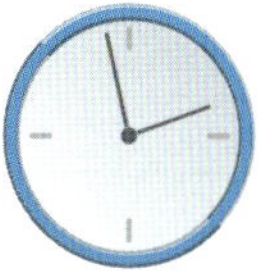

ダッシュ
痛みが激しい時は時間がすばやく過ぎ去っていく様子を想像させます。

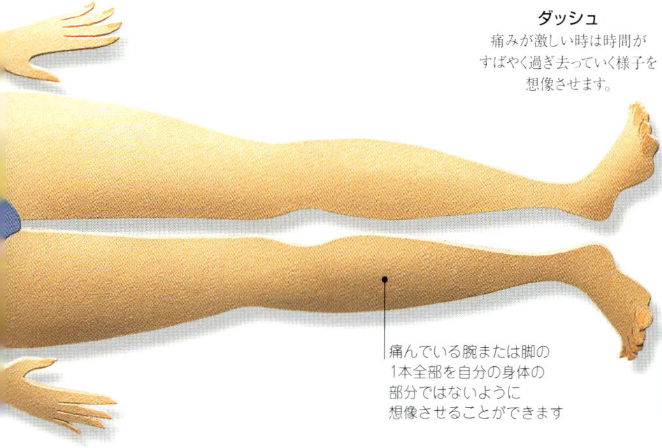
痛んでいる腕または脚の1本全部を自分の身体の部分ではないように想像させることができます

催眠麻酔：無痛手術

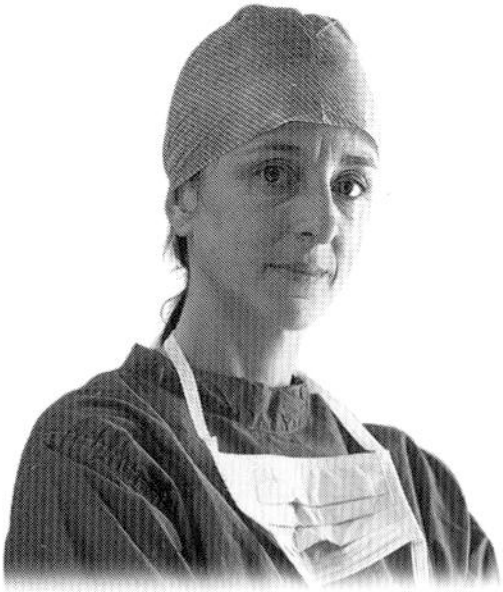

懐疑の目
最も困難な課題は、
手術に催眠を用いても良いと
外科医に確信させることです。

催眠をペイン・コントロールとして活用する最も象徴的な例が、手術時に麻酔の代わりに用いられる場合です。麻酔薬に対してアレルギー反応のある人や極端に虚弱な人のケースでは、催眠は無痛手術を可能にするために大きな役割を果たすことができます。催眠は麻酔薬よりも早くから手術に使われました。最初に報告された例は、1829年フランスの医師ジュール・クロケットの乳房切開手術ですが、インドで活躍したスコットランド出身の医師エスデイル・ジェイムズはメスメリズムを使って何百例もの手術を行いました。その後も催眠麻酔は初期の心臓切開手術に使われました。というのも、そのような重篤な容態の患者に全身麻酔を用いることは危険が大きすぎると考えられていたからでした。

現代では

今日このテクニックを使える療法士は数えるほどしかいません。また手術時に麻酔の代わりに使えるほどの深い催眠状態に入れる人は、実際には全体の10パーセントくらいだと言う療法士もいます。ジョン・バトラーは「ある人が病気になり、催眠が手術を可能にする唯一の方法ということになれば、その人はテクニックがうまく働くように催眠に対して最高に前向きになるはずだ」と述べていますが、それはまだ経験的に実証されていません。

手術に向けた準備

無痛覚を達成する1つの重要なポイントは、十分なトレーニングを行うということです。その期間中クライアントは、手のひら麻酔(p.146参照)のような痛みを除去するためのさまざまなテクニックを習います。最初クライアントは身体の小さな部分の痛みをコントロールする方法を学び、これが十分成功するようになると大きな範囲をコントロールすることに移っていきます。療法士はクライアントの反応を見るために針などで痛みを与え、それによって手術に対応できるかどうかを判断します。催眠麻酔テクニックを手術に活用する有利な点は、手術前の患者の不安、恐怖を鎮めることができるということ、毒性の副作用がないということ、そして手術後の痛み、不快感、吐き気などに有利に作用する、といった点です。このテクニックの不利な点は、クライアントをトレーニングするのに時間がかかるということ、そして手術に催眠療法士を立ち会わせることがなかなか許可されないであろうということです。

ケーススタディー：手術

ジョンさんは29歳のレンガ工でしたが、腹壁から上腹壁ヘルニアが脱出し手術しなければならなくなりました。彼は10代のとき親知らずを抜くため全身麻酔を受けましたが、その時まるで「トラックに敷かれたような」感覚に襲われました。それから数週間彼は吐き気と倦怠感に悩まされ、眠ることも食べることも満足にできませんでした。ジョンさんはもうあの時のような経験はしたくないと思っていました。

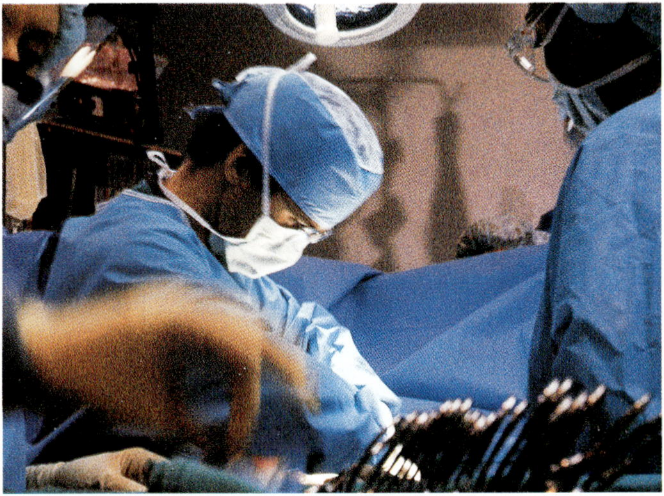

異質な世界

患者の中には臨床環境に戸惑いを覚える人がいます。そのような人はゆっくり時間をかけて安心させる必要があります。

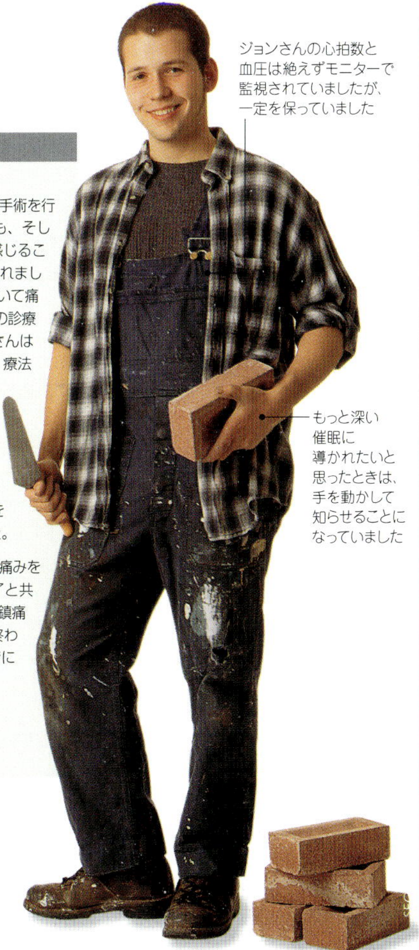
ジョンさんの心拍数と
血圧は絶えずモニターで
監視されていましたが、
一定を保っていました
もっと深い
催眠に
導かれたいと
思ったときは、
手を動かして
知らせることに
なっていました

暗示の力

治療経過

催眠状態下でジョンさんは、医師が手術を行っている間どんな痛みも、不快感も、そしてその他の不必要な身体的感覚も感じることはありませんという暗示を与えられました。療法士はまた手のひら麻酔を用いて痛みの感覚を取り除きました。5度目の診療の時、腹部に針を挿してもジョンさんは全く痛みを感じませんでしたので、療法士は手術の準備が整ったことを確認しました。

結果

ジョンさんをリラックス状態にし、手のひら麻酔を使って腹部のあらゆる感覚を除去した後、療法士は彼を安心させる暗示を与えつづけました。

手術は滞りなく進み、ジョンさんは痛みを全く訴えませんでした。手術の終了と共に、彼はすぐに動けるようになり、鎮痛薬も求めませんでした。その週の終わりには、彼はスポーツができるまでに回復していました。

警告

ジョンさんは手術中は
話しをしないようにと忠告されました。
というのは話しをすることによって
顕在意識、分析的精神を
覚醒させるおそれがあったからです。

出産：分娩時除痛

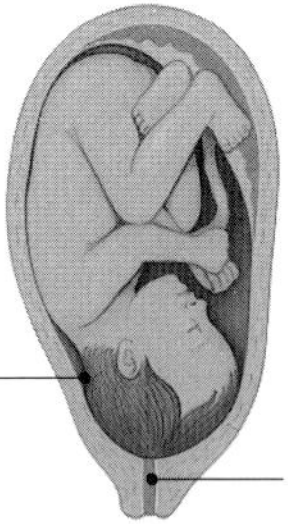
催眠は
陣痛を
促進します
ビジュアライゼーションは子宮頸部の拡張に効果的です

有効性
催眠は高血圧を鎮め、
早産や逆子を防止するのに効果を
発揮する場合があります。

出産に催眠を使いたいという意思をお持ちならば、それに先立って多くの時間を技法を学習するために使うことが重要です。妊娠5ヶ月目には療法士を訪ねるようにしましょう。出産は何日の何時からと予定を立てて行うことができる性格のものではありませんから、多くの妊婦が不意に訪れるその時に備えて、療法士がいなくても大丈夫なように自己催眠を習っています。

分娩時のトランス

出産に先立つ催眠診療時に、陣痛とトランスの深化を関連づけていく催眠療法士がいます。そうすることによって妊婦は、分娩に入る前、陣痛が起こるたびに催眠状態が自動的に深まっていくことになります。

分娩それ自体に際しては、催眠は筋肉が緊張し痛みが激しくなる時にそれをリラックスさせるために用いられます。妊婦が分娩時に経験する痛みの大部分は、分娩は痛いものだという妊婦の文化的先入観によって生まれていると言っても過言ではありません。恐怖感が緊張と痛みをつくりだし、それが恐怖感とストレスをつくりだし、そして痛みがさらにひどくなるという悪循環が生まれます。催眠はこの悪循環を断ち、緊張と痛みを取り除くことができます。

分娩の第1次ステージでは、子宮頸部が花弁のようにゆっくりと開く様子をビジュアライズすることが効果的です。第2次ステージでは、胎児を押し出す時に子宮の筋肉が効果的に活動するように催眠を活用することができます。陣痛が強まり確かなものになっている時に、海岸に波が打ち寄せる様子をビジュアライズすることが効果的であったと語っている妊婦もいます。催眠はまた時間の歪曲を生み出すことで、分娩を短く感じさせることができます。出産後は乳の出を良くし、ほとんどの婦人が授乳のはじめに経験する鋭い痛みを緩和することができます。

妊婦は自己催眠技法を使っていることを助産婦に告げておくことが重要です。というのは、本当は分娩が差し迫っているにもかかわらず、外見的にあまり苦痛を感じていないように見えるため、助産婦さんが分娩はまだずっと後だと判断してしまうおそれがあるからです。そのため子宮頸部がどれくらい拡張しているかをチェックするための定期的な膣検査は大切です。

ケーススタディー：出産

ジルさん26歳、秘書は、最初の子供を身ごもりました。彼女は根っからの心配性で、分娩痛が出産の喜びを奪ってしまうのではないかと心配していました。彼女は痛みに対する自分の我慢の許容度が低いことに不安を感じていましたが、同時に麻酔が胎児に悪影響を及ぼす可能性があるということも心配でした。彼女は催眠は深呼吸法よりもずっと効果的で、自分を助けるために習うことができるのでは、と考えました。ジルさんはまた授乳に強い憧れを抱いていましたが、友人からは、赤ちゃんがお乳を吸うのに慣れるまでの最初の数日はそれはとても痛いものだと聞かされていました。彼女はまた、産後の睡眠不足をとても辛く感じるのではないだろうかということも不安になりました。彼女は催眠を学習することによって母親として迎える試練の数週間を乗り越えることができるのではないかと考えました。

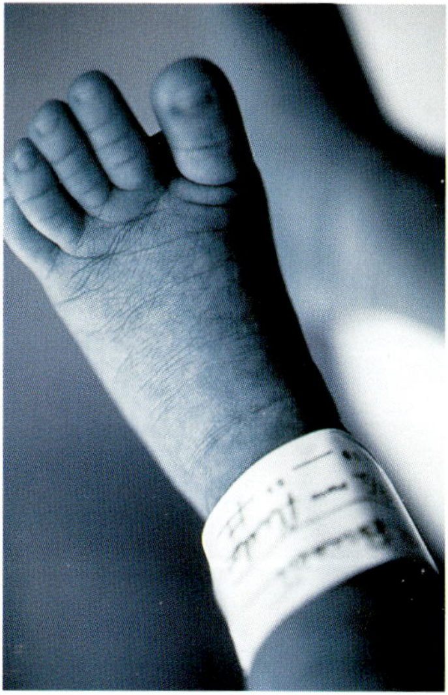

歓喜

催眠によって誘導されるリラクゼーションの感覚は、母親が親としての最初の数時間を歓喜を持って迎えることができるようにします。

コントロールの下で

治療経過

ジルさんは妊娠6ヶ月の時にはじめて催眠療法士を訪れました。彼女はリラックスするように導かれ、つぎに恐怖感をポジティブで自信に満ちた考えに置き換える後催眠を与えられました。また陣痛が起きてもリラックスできるように、そしてそれに抵抗するのではなくそれに身を任せるように促されました。

彼女はまたペイン・コントロールの手段として手のひら麻酔を習いました。療法士は出産に立ち会うつもりはありませんでしたから、彼女のために分娩の第1ステージ、第2ステージ用の2本の自己催眠テープを準備しました。

結果

分娩の第1ステージの間、テープは強さとスタミナを与える暗示を流しました。第2ステージでは別のテープが、あなたの身体は今何が起きているかを知っています、そしてあなたは身体の進むとおりに進みます、という暗示が与えられました。彼女の第1ステージは開始から終了までたったの6時間で済みましたが、それは最初の分娩にしては短いものでした。彼女は硬膜外麻酔を使わず、ときどきガスと空気の混合したものを吸入するだけで済ましたことに喜びを感じています。

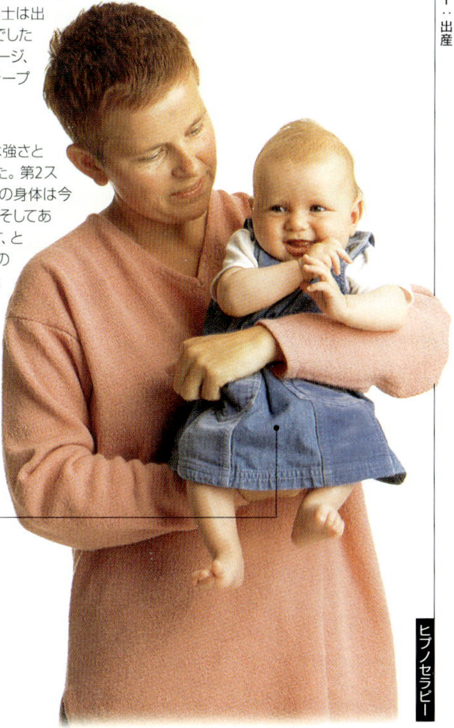

催眠を援用して誕生した赤ちゃんは、他の赤ちゃんよりも意識がはっきりしていると考えられています。

なだめる

自己催眠は母親として向かえる最初の数日のストレスや睡眠不足を克服する強い支えになります。

歯科：恐怖に打ち克つ

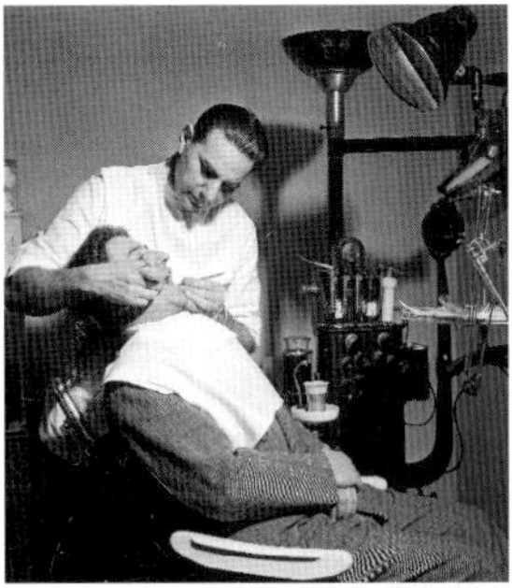

確認
歯科医に催眠を用いる承諾を与える前に、
その歯科医が職業的な催眠療法士の
メンバーかどうか、そしてその技術は
認定されているかどうかを確認しましょう。

歯医者に行くのが好きな人はいないでしょうが、それをこの世の中で最も緊張する出来事の1つと感じ、極度の恐怖感に襲われる人もいます。そのような人は定期的な検診でさえ拒否し、その結果歯をますます悪くしてしまいます。催眠は歯科においては、治療前に心を落ち着ける鎮静効果として、また麻酔の代わりとして活用することができます。催眠は診察椅子に座っている間に歯科医師によって実施される場合もあれば、歯科に行く前に催眠療法士によって実施される場合もあります。

痛みの知覚を変える

歯科における催眠の目的は、人々にその状況に対して自己の最高の力で臨むことを教えることです。痛みには実際に体験する痛みだけでなく、恐怖心や不安感で構成される先取りされた痛みもあります。催眠療法はまず恐怖心と緊張を取り去ってリラクゼーションの状態を作り出し、恐怖―緊張―痛み―恐怖の悪循環を断ち切ることからはじめます。後催眠暗示を使い診察椅子に座るとすぐにリラックスできるようにすることもできます。その他の有効なテクニックの1つに、歯科医での10分間を1分間に感じさせる暗示もあります。催眠暗示はまた出血を減らすためにも有効です。歯科医師が催眠を利用する場合、暗示の中に、歯間ブラシを定期的に使うように、指定された期限よりも前に診療予約をするようにということを含めておくことも効果的です。

医学的検証

ある研究でスウェーデン出身の医師は、親知らずを抜かなければならない患者70名を2組に分けて検証を行いました。第1のグループは、手術当日の様子を報告するようにと告げられただけで家に帰らされました。第2のグループは、リラクゼーションと鎮痛のための暗示を含む自己催眠テープを与えられました。手術後患者は手術に対する反応とその後の回復状態についての報告を求められました。研究者は、自己催眠テープを聞いた患者はそうでない患者に比べ、手術前にあまり不安感を感じず、手術時の出血も少なく、手術後の鎮痛薬もあまり必要とせず、予後の感染の割合も低かったことを確認しています。

ケーススタディー：歯科

トムさん24歳、薬剤師は、歯医者恐怖症でしたが、それは子供の頃の歯医者での嫌な経験に根差していました。その歯医者は乱暴で、そのうえ麻酔が効きはじめる前に治療をはじめたのでした。その後もトムさんの歯医者に対する恐怖心は募るばかりで、それは実際以上に巨大化していきました。彼はもう5年以上も歯医者に通っていませんでしたが、今度2本抜歯し、3本に冠を被せなければならないと診断されました。しかし彼は歯医者に予約の電話を入れることを考えただけで、パニック発作が起きそうでした。

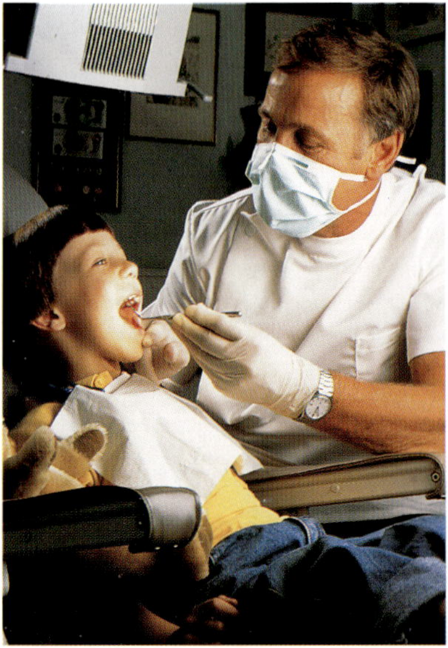

安心させる
歯科医を訪れる子供を楽な気持にさせることで、その後恐怖心を抱かなくて済むようにすることができます。

恐怖に打ち克つ

治療経過
催眠療法士の任務は、トムさんのうちに歯科医に対する現実的でポジティブな姿勢を作り出すことでした。トムさんは、歯科医では平静でリラックスした気持でいることができ、治療時も全然痛みを覚えず、上手な医師のもとで治療を受けていますという暗示を与えられました。

結果
2度目の催眠療法の後、トムさんは予約の電話を入れる覚悟ができていました。自信をつけさせることを目的とした次の2回の診療の後、彼は予約の電話を入れました。彼はネガティブな考えに打ち勝つことができたこと、治療を我慢することができることを感じました。治療をポジティブに楽しむことができたというわけにはいきませんでしたが、治療の終わりにはトムさんは歯医者に行くことを怖いとは思わなくなっていました。

解離
催眠はトムさんを子供の頃の嫌な思い出と結びついている例の歯科医から解離させました。

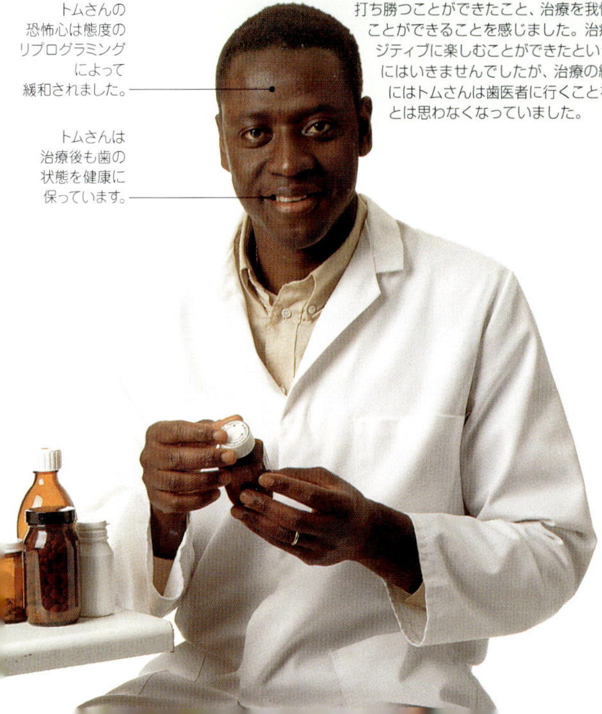

トムさんの恐怖心は態度のリプログラミングによって緩和されました。

トムさんは治療後も歯の状態を健康に保っています。

癌：治療中のサポート

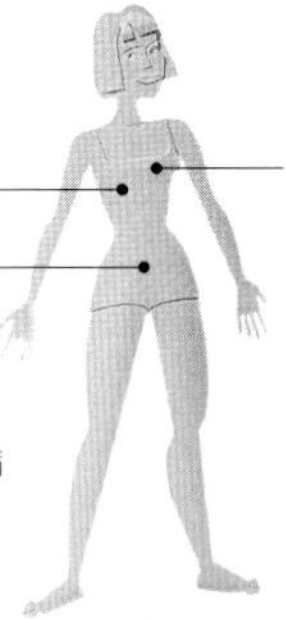
乳房：
2番目に多く
癌が発病
肺：
最も多く
癌が発病
腸：
3番目に多く
癌が発病

危険度
上図は癌腫瘍の発生率が最も高い部位を示しています。

癌は体中の細胞が制御できない細胞分裂を始め、生体の複雑なチェック機構から逃れることによって起こります。全人口の3分の1が人生のある段階で癌を発病していますが、加齢と共に発病率は高くなっています。

催眠は癌の異なったステージで種々の形で役立てることができます。それはストレスを軽減し、治療の副作用を減らし、生活の質を高めることができます。また催眠は独力で行うことができますから、人々の自律感を高める効果があります。しかし催眠は癌に対して従来の西洋医学に代わるものとしてあるのではなく、それを支援するものとしてあるということを意識しておくことは重要なことです。

戦闘能力を高める

癌に冒されている人は強い恐怖、不安、欲求不満に直面しています。彼らは常に希望と絶望、勇気と恐れのローラーコースターの上にいます。催眠は診断に伴う最初の恐怖感をやわらげるために活用することができます。それは患者の生活のなかでストレスを感じる状況を特定し、患者がそのストレスを感じなくて済むように脱感作し、戦闘能力を高めることができます。催眠はまた放射線療法や、化学療法に対する患者の信頼を高めるために活用することができます。暗示によって、吐き気や嘔吐などの副作用を緩和することができます。再構築のための催眠暗示は、変化された身体のイメージを患者が受け入れることを容易にします。療法士の中には、リラクゼーション・テクニック、特にイメージを用いたものは、身体の免疫系を活性化させることによって術後生存率を高めると主張している人もいます。しかしこの主張の正しさを証明する十分な根拠はまだ示されていません。

医学的検証

進行性癌の60から90パーセントの患者が、痛みは軽減することができるということを報告しています。ほとんどの患者がモルヒネのような鎮痛剤の投与を受けています。しかしその治療は催眠と組み合わせることで効果がより高まると考えている科学者がいます。シアトルのフレッド・ハッチンソン・癌研究センターの研究者達は、白血病治療のための骨髄移植を受けた患者の口腔不快感を軽減する治療において、催眠と既存の鎮痛剤を組み合わせた治療法は、他の心理学的方法や別の鎮痛剤との組み合わせよりも効果的であったということを示しました。

ケーススタディー：癌

スーザンさん34歳は、卵巣癌は最終ステージにあり肝臓に転移していると診断されました。癌は末期に入っており、余命は数ヶ月しかないと医師から告げられました。彼女は催眠の助けを得て、どうして癌が自分に発病したのかを知りたいと思い、またショックと絶望に挫けそうになる気持を克服したいと思いました。彼女はまた腹水の貯留によってますます耐えられなくなっている痛みに対しても催眠の助けを借りたいと思いました。

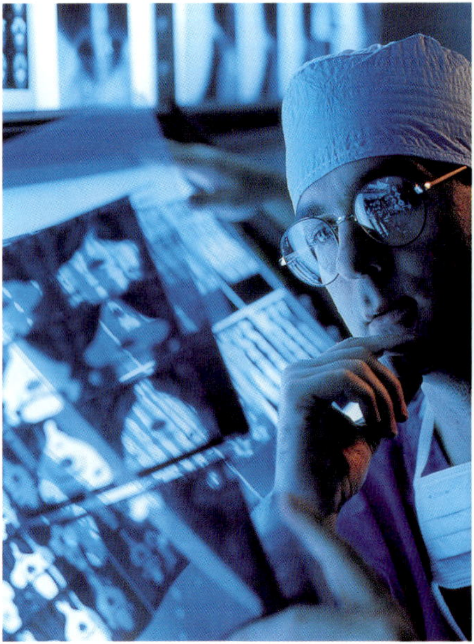

補完医学療法

末期患者を従来の西洋医学では救うことができないとわかった時、催眠は彼らが状況を受け入れるための計り知れない支援を与えることができます。

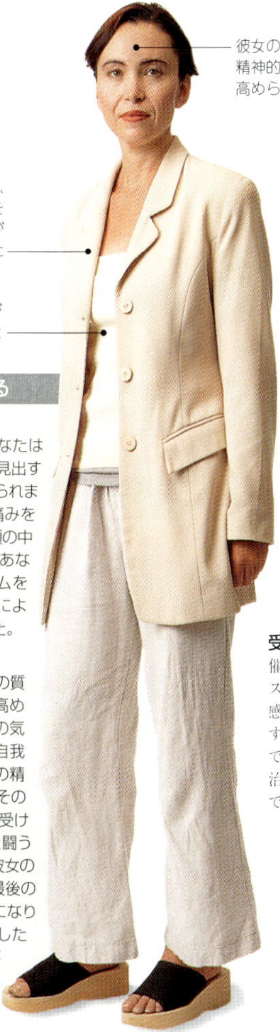
彼女の
精神的崇高さは
高められました
彼女はリラックスし、
自分の状況を
受け入れることが
できるようになりました
痛みと闘うことが
できるようになりました

病気を受け入れる

治療経過

催眠状態下でスーザンさんは、あなたは病状を受け入れこれからの方向を見出すことができます、という暗示を与えられました。リラクゼーションは彼女の痛みを和らげました。その時、「あなたの頭の中にはコントロール・パネルがあり、あなたはそれによって痛みのボリュームを下げることができます」という暗示によってその効果は一層高められました。

結果

催眠は彼女の最後の数ヶ月の生活の質（クオリティー・オブ・ライフ）を高めました。リラクゼーションは彼女の気分を落ち着かせ、より多く直感的自我とふれ合うことを可能にし、彼女の精神的崇高さを高めました。彼女はそのことによって不快な治療も進んで受けるようになり、威厳を持って痛みと闘うことができるようになりました。彼女の精神は、友人や家族とふれ合い、最後の別れを惜しむのにふさわしい状態になりました。そして彼女は医師が予測したよりも数ヶ月も永く生きることができました。

受け入れ

催眠療法によってスーザンさんは感情をコントロールすることができるようになり、治療に耐えることができました。

免疫系：戦闘に入る

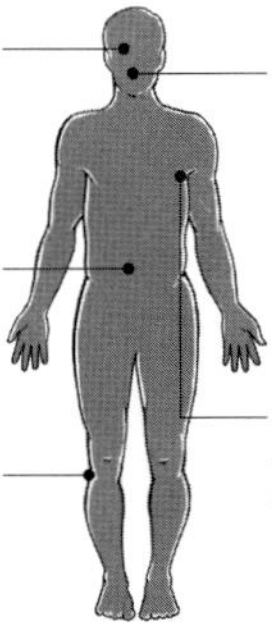

涙の中には
細菌を破壊する
酵素が
含まれています
鼻毛は
微生物の侵入
を防ぎます
胃酸は微生物を
破壊します
皮膚は異物の
侵入に対する
防壁です
リンパ系は
感染と
戦います

戦場
身体の防衛線が突破されると、
免疫系が抗体を武器に侵入者を
殲滅あるいは無害化します。

免疫系の働きは非常に複雑です。抗原（異質蛋白）が身体に侵入すると、Bリンパ球（B細胞）が細胞分裂を開始し形質細胞を形成します。この形質細胞は抗体を産生し、侵入者を破壊します。B細胞は細菌を殺した後、そのうちの一部が身体の中に記憶細胞となって生き続け、再び同じ抗原が侵入しそれを発見した時には、即座に戦闘を開始します。B細胞の産生はTリンパ球（T細胞）と呼ばれる第2グループの細胞によってコントロールされています。つまりT細胞はB細胞のスイッチを入れたり切ったりします。あるタイプのT細胞は、自分の身体の細胞がウィルスに感染したり癌化したりした場合、それを破壊するという任務を負っています。これらの「キラー」細胞は、以前に一度も遭遇したことがない異物でもそれを認識し破壊します。癌細胞の中には、キラー細胞に異物と認識され破壊されるものもあります。そのためキラー細胞の数の増減を緩衝することができるかどうかは大きな意味を持っています。ストレスに反応して分泌されるある種のホルモン、例えばアドレナリン等は、T細胞やB細胞の細胞分裂、増殖を阻害することが実証されています。催眠療法によってもたらされるリラクゼーションは、これらの細胞の数を増加させるのに効果があると考えられています。

医学的検証

1980年代に、オハイオ州立大学の学生から血液を採取しそれを分析する研究が行われました。その研究では、例えば試験などストレスの多い時は、キラー細胞の活動が鈍くなっていることが示されました。さらにこの研究では、試験期間中に行われた自己催眠の回数とキラー細胞の数の間に正の相関関係があることが示されました。

イギリスの教授レズリー・ウォーカー博士は、腫瘍患者に対する心理学的介入の成果を実証しました。最近行われた研究では、進行性乳癌の患者80名が2組のグループに分けられました。第1のグループは医療スタッフによる通常のサポートを受けるだけでしたが、第2のグループは、通常のサポートに加えて漸進的筋弛緩法と誘導イメージを用いたトレーニングを受けました。その結果、第2グループで行われた追加的な介入は患者の気分と生活の質を高め、対処方略を助け、免疫系に有利に作用しました――追加的な介入を受けた患者のT細胞の数の方が多いことが示されました。しかしながら免疫防御に及ぼす心理学的な介入の効果が永く持続することを示す直接的な根拠は現在のところまだ示されていません。

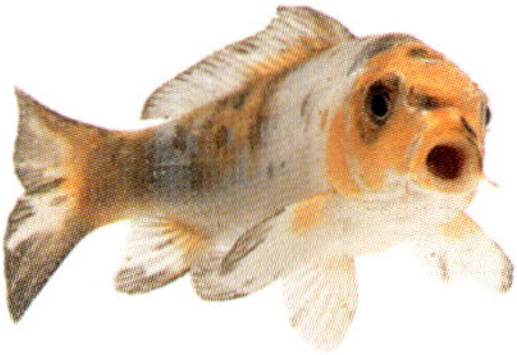

イメージ
癌患者がビジュアライゼーションで最もよく使うイメージは、魚の群れが腫瘍を食いちぎっているというものです。

ビジュアライゼーション療法

癌に冒されている人々が、自分の症状とそれを征圧しようとして戦っている部隊の絵を頭に描くことによって有益な効果を得ることができる場合があります。そのイメージは1つの情報となって大脳皮質から送り出され、下部脳を経由してホルモン系及び自律神経系に達し、最終的に免疫系を活性化します。この領域は精神神経免疫学という新しい学問分野に属します。それは精神と神経、内分泌腺（ホルモン）、免疫系の相関関係を科学的に研究する学問です。

食細胞

免疫系を活性化することを目的にビジュアライゼーションを行う場合、免疫系の動作にあわせた誘導イメージがしばしば使われます。免疫系の中で、画像化しやすく、そのためその行動に焦点を合わせやすいものの1つに、食細胞と呼ばれる細胞の活動があります。白血球の一種のこの細胞は、感染部位に結集し、そこで微生物を捕獲し食い尽くします（貪食）。まず食細胞は侵入してきた細胞の塊を異物として認識します。つぎにそれらをポケットの中に閉じ込め包囲します。最後に、食細胞の中の液体の充満した粒子がその膨らんだポケットの部分に向って動き、そこで酵素が放出され、それらの異物を消化していきます。

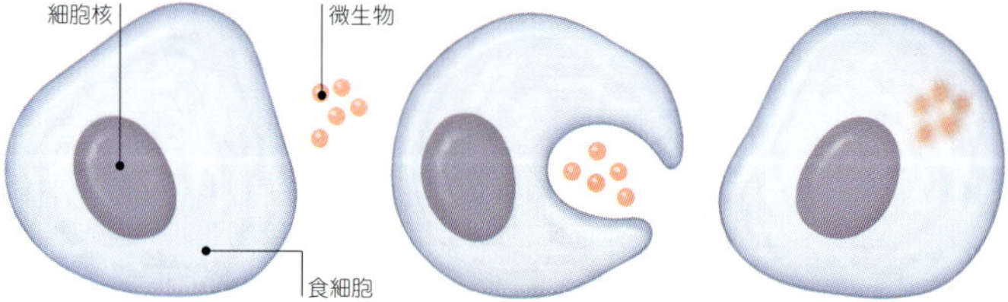

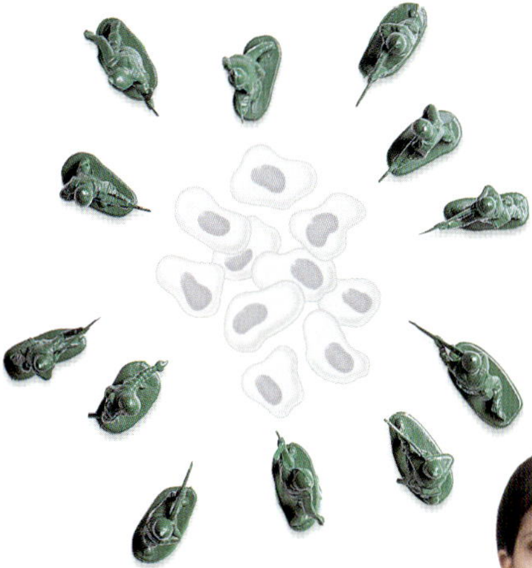

戦闘

もう1つの効果的なイメージは、身体が攻撃に対して冷静に防御しているというものです。患者は免疫細胞で構成された軍隊を想像します。兵士は強く精悍で、弱々しい灰色をした異常細胞を包囲し攻撃しています。

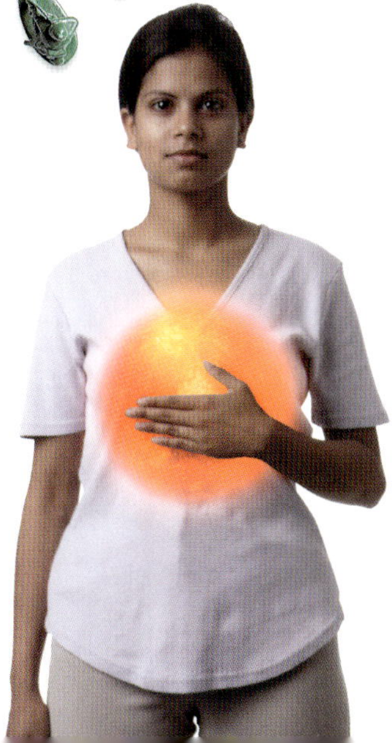

エネルギー・ボール

このビジュアライゼーションでは、患者はヒーリング・エネルギーのボール（白い光を発している球体のようなもの）が身体のどこかで作られている画像をイメージします。そのボールのエネルギーを「見る」ことができたら、それを痛みや張り、違和感を感じている部分に移動させます。それからゆっくりと息を吐き出しながら、そのボールのエネルギーが患部の痛みや違和感を引き連れて身体から出て行く絵を想像します。

手術と催眠：その他の活用法

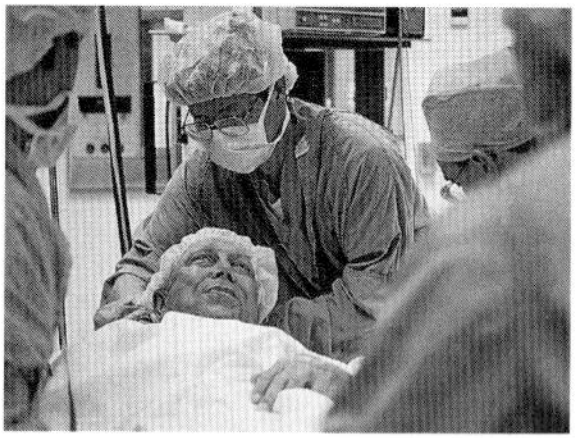

協力者
催眠は術前の不安を軽減し、術後の辛い日々を耐えぬく助けとなります。

手術の分野では、催眠は麻酔の代わりとして用いられるだけでなく、回復の速度を速め、免疫系を活性化するため、そして術後の吐き気を抑制するために用いられます。催眠は手術の際の出血量を減らすのに効果があるという調査結果も示されています。

手術予告は患者にとっては頭上を黒い雲が覆うような出来事です。催眠は患者の不安を鎮め、ポジティブな展望を与えるだけでなく、それを経験したいという意気込みを与えることさえ可能です。催眠暗示は術前、術中、術後の患者の気持を落ち着け、楽にするために活用することができます。

その他の有意義な適用としては、もし患者が術中に何らかのネガティブな発言を聞いた場合、それを無視するような暗示を与えておくこともできます。麻酔下でも意識が覚醒している可能性がありますから、手術中の不用意な発言が患者の回復に悪影響を及ぼすことは十分考えられます。

早期回復

手術後においては、催眠は麻酔からの回復を助け、術後の痛みを軽減し、鎮痛薬の必要量を減らすために活用することができます。それはまた吐き気、嘔吐、腸の鋭い痛みを抑えるために用いることができます。ヒーリング暗示は免疫系を活性化するために利用することができます。回復期においては、催眠はポジティブな展望を創造し、免疫系を阻害する恐れのあるネガティブな感情に意識が集中することがないように活用することができます。心臓切開手術を受けた15名の患者による研究では、8名の患者は術前にリラクゼーションテープを聞き、他の7名の患者は聞きませんでした。テープを聞いた患者グループはネガティブな心理的反応をするものが少なく、麻酔から回復する時間も短く、輸血も少量で済んだことが示されました。

科学的検証

顔面再建手術を検討したスウェーデンの研究では、術前に催眠を受けた患者グループは、対照グループに比べ出血量が少なかったことが示されました。血管は自律調節の下にありますから、潜在意識にそれを収縮させること、すなわち血流を抑えることを教えることは可能であると仮定することは理にかなっています。

ペイン・コントロール

1960年代から70年代にかけ、アイルランドの外科医ジャック・ギブソン博士は、麻酔として催眠を用いた手術を4000例以上も行いました。

パフォーマンスを高める

自信とモチベーションはすべての活動において、最上の結果を出すための最も重要な役割を担っています。陸上の選手であれ、役を与えられた俳優であれ、交響曲を書いている作曲家であれ、そして試験にむけて勉強している学生であれ、催眠は優先順位をつけ目的を達成するために活用することができます。

とりわけ催眠は自己懐疑的なネガティブな考えが生じるのを防ぎ、不安を最高の結果を達成するための最適なレベルに保つことを可能にします。不安は本質的に学習され、先取りされる反応です。その反対に恐怖は生得の感情です。スポーツであれ、アカデミックな分野であれ、クリエイティブな分野であれ、さまざまなゴールに向けて自己の能力を完全に発揮するためには、ある程度の興奮状態にあることが不可欠です。しかし所与の状況に対して各人それぞれの最適な興奮状態というものがあり、それを過ぎると興奮は実力発揮を促すどころかそれを阻害してしまいます。

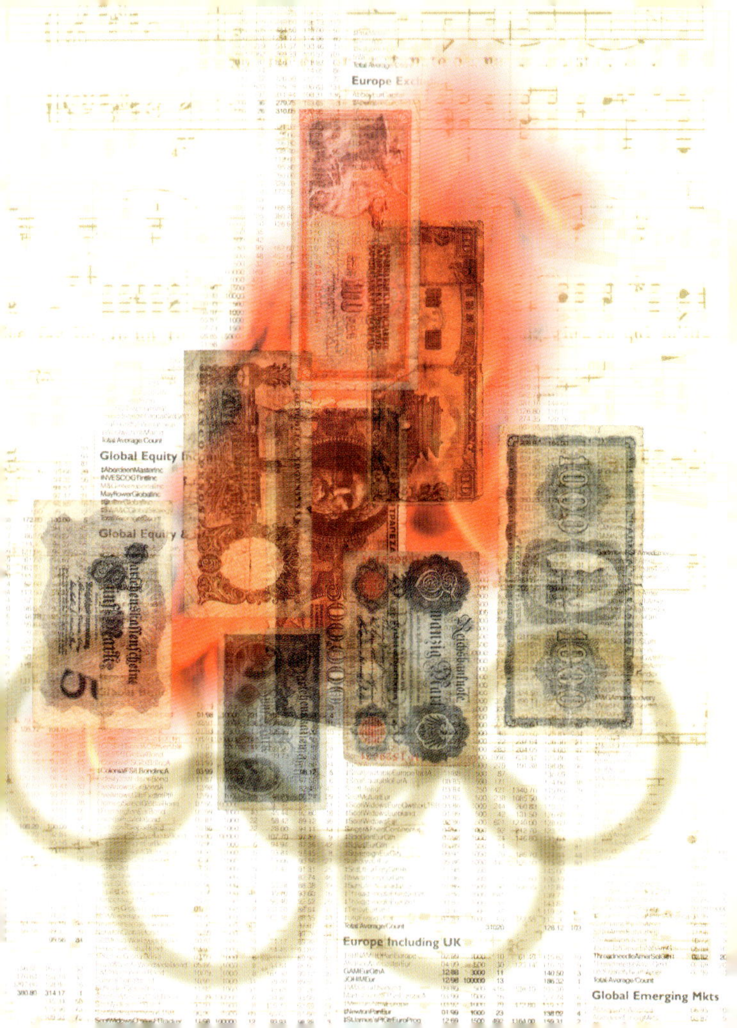
Total Average Count
Europe Including UK
Global Emerging Mkts

なぜ人は自信を無くすのか？

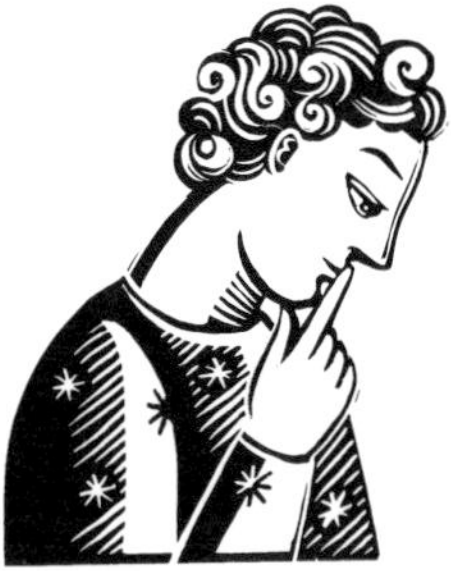

気を取り直す
あなたが自分自身を信じているなら、
あなたはあなたの才能をもっと容易に
示すことができる職場を見つけることができます。

催眠の大きな目的は、人々に自尊心と自信を授けることです。もしあなたが本当に自分の能力を信じているなら、あなたは他の人々にもその能力があることを信じさせることができます。自分自身に対して良いイメージを持つことは、人生のさまざまな分野に有意義な連鎖反応を起こします。同僚との関係も好転し、顧客に自信を持って商品を売りこむことができ、恋愛さえも良い結果を生むでしょう。それは疑いもなくあなたを自分の意見を明瞭に主張することができる人にするでしょう——自分自身を信じているならば、たとえ反対者がいようとも、あなたは自分の権利のために堂々と立ち上がることができると思えるようになるでしょう。

自尊心

自尊心の欠如は、多くの場合その人の過去に深く根を下ろした問題から派生しています。それは何事につけ判断を下したがる両親から受け継いだ思考様式と言えるかもしれません。そのような親は絶えず子供を押さえつけ、もっと頑張りなさいと説得しつづけます。その結果、子供自身の内部に批判的な声が形成され、それが内的な恐怖、自己懐疑の感情を作り出すのです。

失敗への恐怖は、過去のネガティブなプログラミングが作りだした居座り続けている心の状態です。人々は、自分はそれを達成できるほど価値のある人間ではないから、そのような仕事は自分には無理だと恐れるのです。さらにそのような人は、あるレベルで苦労を重ね何とか達成することができたときにのみ、次のより高いレベルに挑戦することができると自分に言い聞かせている場合があります。自尊心は人々が肉体的に自分自身を見る時の見方によって影響を受けている場合があります。人が自分自身をネガティブな光の下に見るとき、それはボディー・ランゲージにもあらわれ、その人の外見を自信なさそうに見せます。

社会恐怖症

自信の欠如が極端なレベルまで達し、人々が集まっている場所を避けるように行動する顕著な傾向を示す症状を社会恐怖症と呼んでいます。患者は自分は人々の注視の的になっているのではないか、自分の動作の全てが人々によって吟味されているのではないかと不安になります。男性の2パーセント、女性の3パーセントの人が重い社会恐怖症にかかっており、さらに全人口の7パーセントの人がそのような状態に向う傾向を示しています。なぜ人は社会恐怖症になるのか、ということについてはまだ明確な答えは出ていません――それらの人々は普通に子供が経験する恥ずかしがりや、人見知りの状態に縛り付けられたままになっているのではないかと見る心理学者もいます。

自信回復

自信を回復する1つの方法に、催眠暗示を活用する方法があります。あなたは過去のネガティブなプログラミングを除去するために、あなたの潜在意識をリプログラミングします。催眠によってあなたは肩の上にのっている重い批判の塊を消滅させ、自分自身を可能な限りポジティブな光で見れるようになります。障害物を積み上げげながら「おまえは何にも出来ないな」、と言うのとは正反対に、催眠療法は「私はそれをすることが出来ます」、「私はエネルギーに満ちています」、「私はその仕事に適任です」といったポジティブな思考を植え付けます。催眠状態下で与えられるポジティブな暗示を通して、あなたはあなた自身を自信に満ちた人として見直し、あなたの能力と才能に確信が持てるようになります。

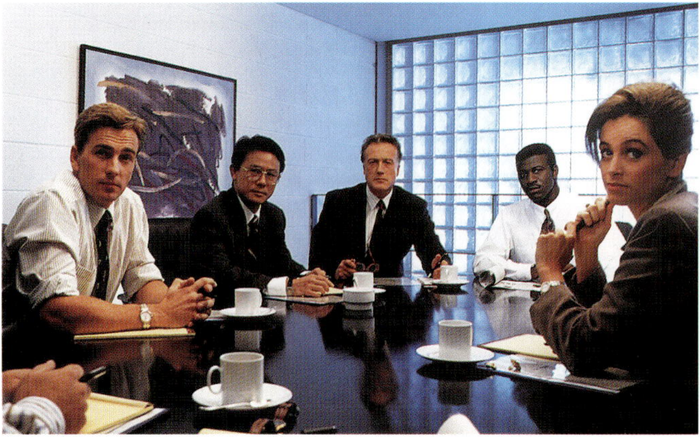

自信

催眠によってあなたはあなた自身をポジティブな光で映し出すことができるようになります。「あなたは社会生活を楽しみ、自信に満ちて落ち着いており、人々とも気楽に接することができます」といった暗示があなたを変えていきます。

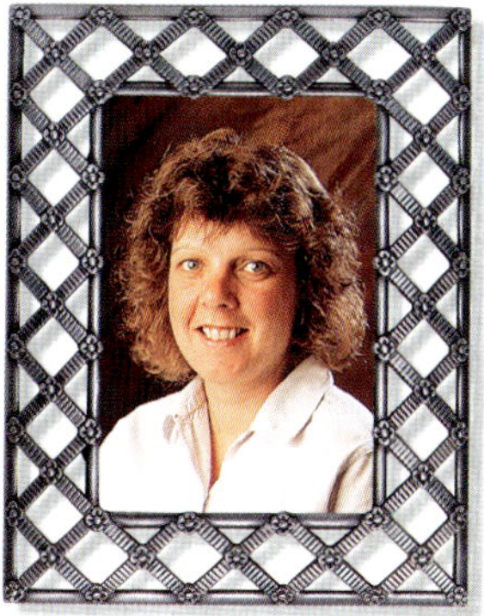

自己信頼

「まっすぐ前を向いて、
ありのままの姿を見せている
自分を想像します」という
催眠暗示によって、
あなたは自信を深め、
自分を受容できるようになります。

黒板消し

催眠下で療法士はあなたに、
過去に人から言われたことがある
不快な渾名を書いた黒板を
ビジュアライズするように言います。

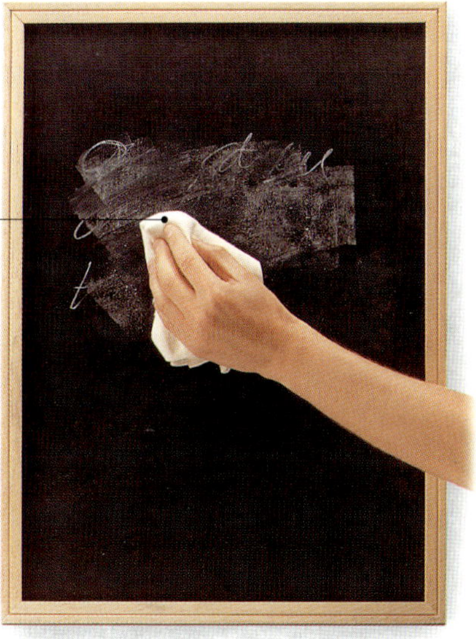

次にその想像のなかで、
黒板消しを手に持ち、
それらのネガティブな単語を
拭き取っている様子を
ビジュアライズします。
こうしてそれらの単語は
あなたにとって何の意味も
持たなくなります。

スポーツ・パフォーマンス：集中力を研ぎ澄ます

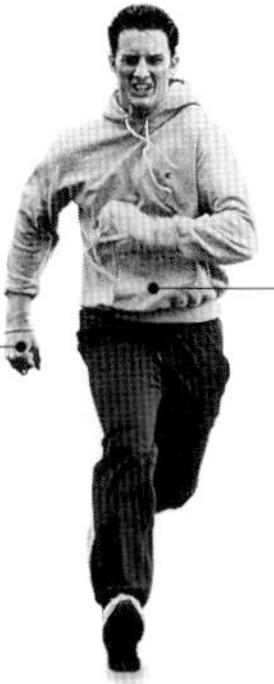
手の
震えを
取ります
腹部の
鼓動を取り
除きます

集中力を保つ
催眠暗示によって身体的徴候が良いパフォーマンスの妨げになるのを防ぎます。

全国大会や世界大会で勝つためには、スポーツ選手は競争や試合で「例外」になることが必要です。トップ選手たちの身体的技量はほとんど等しいため、精神的な集中力が勝者と敗者をへだてる主要な相違点となります。催眠は精神的な鋭さを獲得するために活用することができます。

集中力を高める

試合や競技の前に失敗した時のことを考える、ただそれだけで恐怖感を呼び起こすのに十分です。そうなると選手は集中力を無くし、膝がガクガクする、腹部の鼓動が激しくなる、視点が定まらないといった身体的徴候があらわれてきます。そのような時、催眠は注意を一点に集中するために活用することができます。

不運な試合、競技が何度か続き、選手がネガティブな想像しかしなくなったとき、催眠はそれを変換するために活用することができます。自我強化暗示による自信構築によって選手の思考パターンを勝ちパターンにプログラムしなおすことができます。後催眠暗示として引きがねとなる単語を埋め込んでおくと、選手は競技中その単語を繰り返すことによって、エネルギーと自信を喚起することができます。

視覚的イメージ

スポーツ・パフォーマンスを高めるために、視覚的イメージを内部的に（この場合選手は自分自身の身体の中に入っている自分をイメージします)、あるいは外部的に(この場合選手は外部から自分を「観戦」しています)活用することができます。『ザ・メンタル・アスリート』(Human Kinetics社、2003年)の著者ケイ・ポーター博士とジュディー・フォスターはこの点について、動作を身体内部からビジュアライズすることによって脳の神経パターンが創りだされ、そのことによって神経と筋肉の協調性が改善されるのだろう、と述べています。筋肉に、いつ、どのように動くかということを命令するのは脳ですから、その神経パターンが強く形成されていればいるほど、動作もより完全に近いものになっていく可能性があるということです。

また、あなたが自分が成功する「映画」を心の中に映し出すならば、潜在意識はその求められている栄冠は可能だと確信し始めます。1960年代に行われたある実験では、バスケットボールの選手を催眠状態にし、素晴らしい試合をしますという暗示を与え、勝つ時の様子をビジュアライズさせました。結果は、催眠を受けなかったチームのスコアと比べた時、催眠を受けたチームのスコアは有意に高いという結果が出ました。

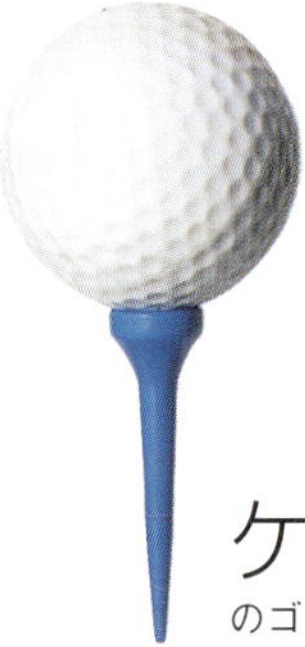

ボールに集中

コース上でゴルファーは、
ボールが狙った地点へ
飛んでいく様子をビジュアライズします。

ケーススタディー：スポーツ

多くのゴルファーは、プロでさえ、練習場では素晴らしいスイングをしていたのに、いざコースに立つとまるでバラバラという経験をします。他のスポーツよりもメンタルな要素が大きく影響するゴルフでは、催眠は特に大きな効果をもたらすことができます。ゴルフのトーナメントで優勝するためには、長期間心を平静にし、高い集中力を持続させなければなりません。また対戦者の追い上げに直面して平静でいるためには、高いレベルの自信を持っていなくてはなりません。

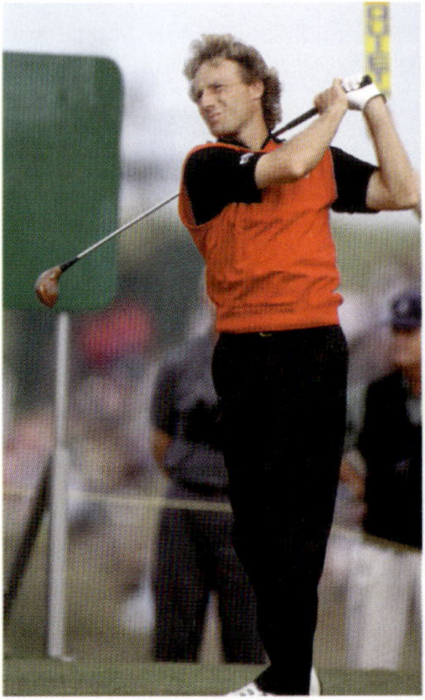

ナーバス

ゴルフはワンパットに勝敗の
全てがかかるゲームですから、
プロゴルファーでさえ
ナーバスになるのは
無理ありません。

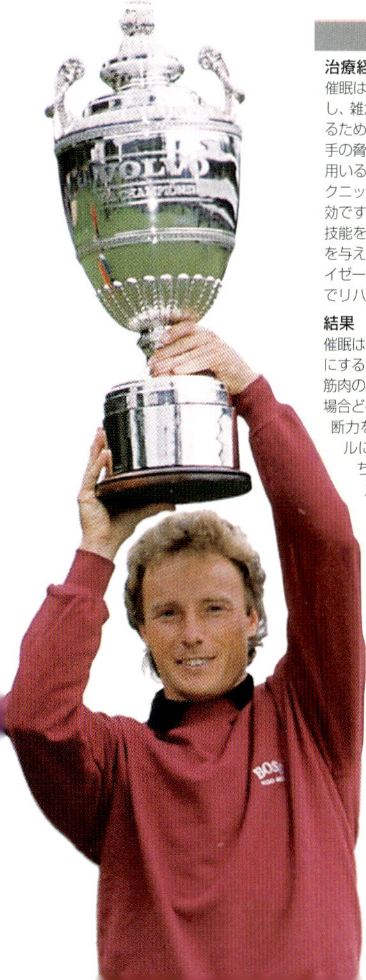

ティーオフ

治療経過
催眠はゴルファーが自分の感情をコントロールし、雑念が集中力を妨げることがないようにするために活用することができます。また対戦相手の脅威に怖じ気づかないようにするためにも用いることができます。リラクゼーション・テクニックは集中力を削ぐ雑音を遮断するのに有効です。また、あなたの身体は要求されている技能を発揮する力を有しています、という暗示を与えることもできます。最後に、ビジュアライゼーションによって最高のスイングを心の内でリハーサルすることができます。

結果
催眠はスイングを改良し、ボールの打点を正確にするために活用することができます。また各筋肉の緊張の度合いを調整し、アゲインストの場合どの程度力強く打てばよいのかといった判断力を高めるためにも有効です。また、ホールにボールを沈める時のプレッシャーに打ち克ち、心の平静を保つために催眠を活用することができます。プレイヤーはポジティブなメンタルを持っていればいるほど、より勝利に近づくことができます。催眠は心に取り憑いた不安を取り除き、ストレス－緊張の悪循環を断ち切ることができます。

勝者
プロゴルファー、
ベルンハルト・ランガーは
スランプに陥った時、
催眠療法士のもとを訪れました。
彼はすぐに顕著な復調を
試合で示しました。

ビジネス・パフォーマンス：成功をビジュアライズする

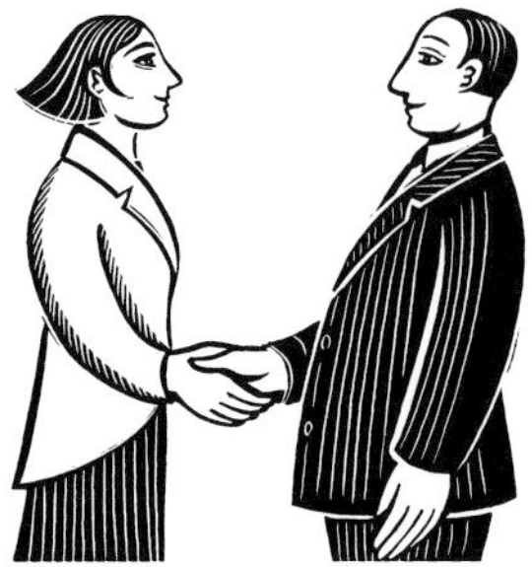

暗示の力
催眠はあなたの潜在意識を
成功に向けてプログラミングします。

シーザー、ナポレオン、レオナルド・ダ・ヴィンチといった、大きな能力を有し、偉業を成し遂げ、指導力を発揮した歴史上の人物の多くは、共通して、揺らぐことのない自信、ずば抜けた精神集中力、驚異的な記憶力、そして周囲に及ぼす影響力等の性格的特性を有しています。催眠はそれらの特性の多くを向上させることができます。

ビジネスの分野では、自己催眠を活用して大きな成功に向けて潜在意識をプログラミングすることができます。自分自身をプログラミングすることによって、クライアントの前に自信を持って立つことができるようになります。また催眠は、申し出を断る時もより建設的な方法ですることができるように、そして失敗に対する恐れを取り除くためにも活用することができます。モチベーションに関しては、成功から得られる直接的な利益を想像するビジュアライゼーションが有効です。成功した時に欲しいと思っているもの、例えば新居、休暇、あるいは新車などを頭に描きます。

ポジティブ・ビジュアライゼーション

催眠下でポジティブな暗示を植え付けることによって、嫌いな仕事に対してもよりポジティブな姿勢で臨むようにすることができます。また上司の場合は、催眠によって部下をより効率的に動かすことができるようになり、さらに感情移入の能力を身に付けることによって部下の感情をより正しく認識することができるようになります。催眠暗示はまた、面接に際して気分を落ち着け集中力を維持するために活用することができます。面接に先立ってその場面をビジュアライズすることによって、面接者の前で示したいと思っていた自分のイメージどおりに応答することができ、唾を呑み込んだり、赤面したりといった神経質な身振りを避けることができます。ビジュアライゼーションはまた、会議や大会において全員の前で講義をしたり意見を述べたりする時、落ち着いて、平常心で望むことを可能にします。大人数の聴衆の前に自信を持って平静に立っている自分の姿を想像します。そしてその時に、あなたはその経験を楽しみます、といった暗示を与えます。

催眠によってあなたは、仕事の工程表の優先順位をつけることから始まるビジネス・ライフの全ての分野で、効果的な決断を下すことができるようになります。また催眠はあなたに紛争処理能力を与え、あなたの時間を占有しようとするものに対してはっきりとノーと言える人にします。それはまた締め切りに間に合うようにあなたを勇気づけます。催眠はまた、自分の創造力は枯渇してしまったのではないかと感じるようなとき、あなたを救うことができます(p.184－185参照)。

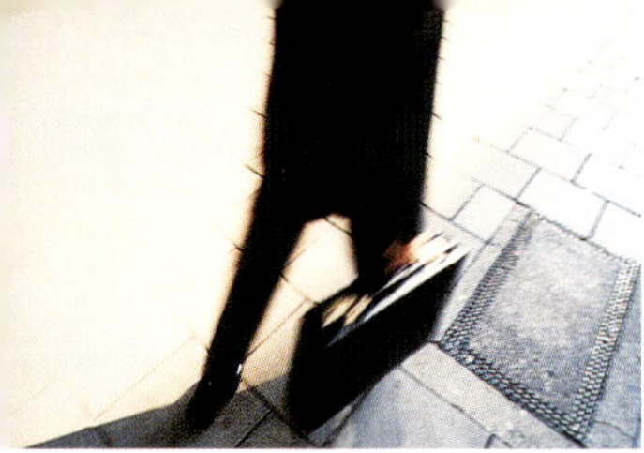

負の螺旋階段
ニゲルさんの深まる自信喪失は仕事でのパフォーマンスに暗い影を投げかけていました。

ケーススタディー：営業

ニゲルさん25歳は、生命保険、個人年金、投資信託の外交員をしていました。業界は不況の只中にあり、さらにいくつかの不運にも見舞われることによって、ニゲルさんの自信は揺らぎ、仕事に対する自己の能力さえも疑うようになっていました。彼は顧客の前で明確に意見を述べることが難しいと感じるようになり、成果が上がらないことで低い目標を立て、それがさらに彼の振る舞いやトークを魅力のないものにしていくといった負の螺旋階段に突入してしまいました。クライアントはそんな彼のためらいやネガティブな姿勢に敏感に反応して、彼の成績はどんどん下がっていきました。彼は自分自身と、そして販売している商品に対する自信を失い始めていました。彼は職を失うかもしれないという危機的な地点に立っており、解決法を見つける必要がありました。

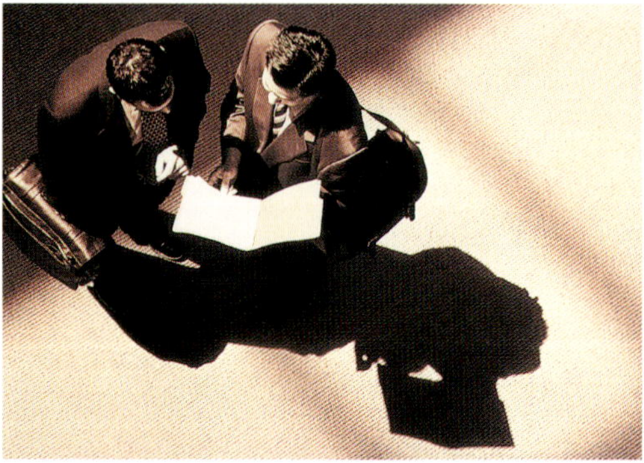

プレッシャーの下で
仕事上の軋轢は人を強いストレスの下に置き、それは生活のその他の場面に広がっていきます。

後押し

ニゲルさんは自信を取り戻すことが必要でしたが、催眠は彼の姿勢をリプログラミングすることによって彼が必要としていた後押しを与えました。

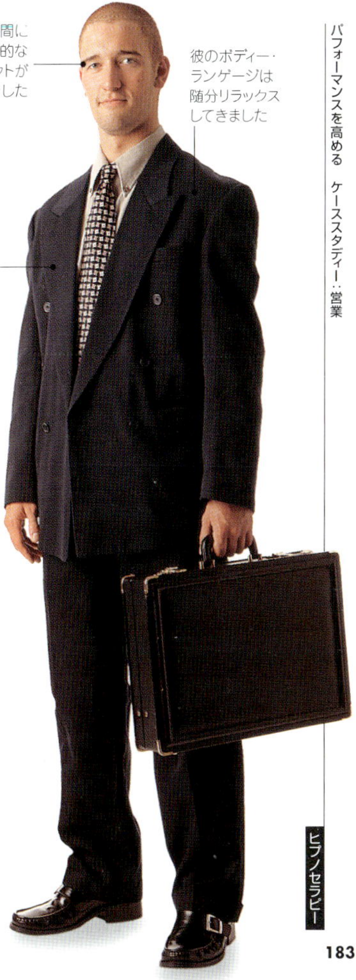

彼は顧客との間に効果的なアイ・コンタクトができるようになりました
彼のボディー・ランゲージは随分リラックスしてきました
彼は親近感のもてる話しかけやすい人となり、説明はさらに明快になりました

悪循環を断つ

治療経過

催眠下でニゲルさんは、自分自身に自分は物事をうまくやり遂げる能力を持っている信じ込ませ、自信を回復するための直接的リプログラミングを受けました。彼はまた、あなたは自信を持って人々の前に立ち、質問にてきぱきと答えることができます、という直接暗示を受けました。彼はまた、あなたは日を追うごとにビジネス・パフォーマンスが良くなっていくのを感じます、といった暗示も受けました。彼は全部で5回診療を受け、自宅練習用のテープも持ち帰りました。

結果

第1回目の診療からニゲルさんは仕事に対して自信が持てるようになり、飛び込み訪問も順調にこなせるようになりました。商品に対する彼の確信は顧客にも伝染していき、また顧客の質問にも堂々と応えることができるようになりました。彼の売上げは上昇し始め、顧客は彼に知り合いを紹介してくれるようになり、こうして彼は完全な結果を出しました。彼は仕事を続け、いまなら勇気を出して上司に前々から移りたいと思っていた区域に変えてもらうことを願い出ることができると感じています。

あなたの
潜在的創造力を高める

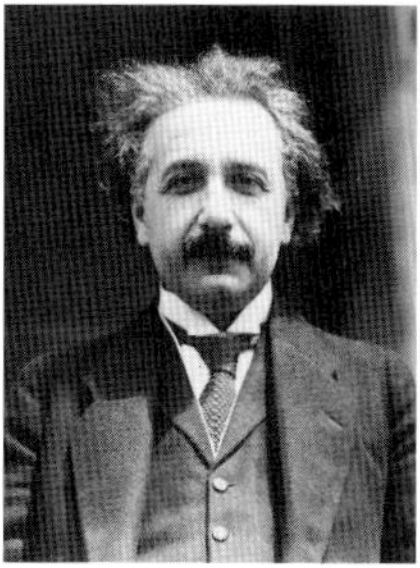

$E=mc^2$
アルバート・アインシュタインの相対性理論は彼が
髭を剃っているときに浮かんできたものです。
髭を剃る繰り返しの動作が催眠誘導のように働き、
新しい考えを表面に浮かび上がらせたのかもしれません。

私たちの想像力を働かせ、新鮮な洞察や革命的なアイデアに結実化するもの、それが創造力です。歴史上いかに多くの優れたアイデアがトランス的な状態から生まれたか、ということに私たちは驚かされます。ベートーベンとダーウィンはアイデアの多くを馬車に揺られているときに得ました。アルキメデスは湯船に浸かっているとき、アインシュタインは髭を剃っているときでした。モーツァルトは、夢遊状態にあるときどんなふうにアイデアが外部世界から彼の下にやってくるかを記しています。私たちの多くもしばしば重要な洞察が予期しない時間や場所に現れてくるのを経験しています。ある問題に直面し、ありとあらゆる方向から検討を重ね、そして解決を見いだすことができないでいるとき、その後でリラックスしているあいだに捜し求めていた考えがふっと現れてくるといったことはよくあることです。

一般的にいって、創造のプロセスはまだほとんど解明されていません。知能テストの成績がそのまま自動的に高い創造力を意味するかといえばそうではありません。事実、創造力テストで最高点を取っている人々は知能テストで最高点を取っている人々に比べ、IQで平均23ポイント低いという結果が出ています。このことは、潜在意識（右脳）は創造的表現の源泉であるのに対して、論理的思考をつかさどる顕在意識（左脳）は、話す、書く、理論化するといった日常的な事柄をつかさどり、ほとんど遊ぶという役割を持っていないということを示しているのかもしれません。

作家、画家、音楽家等の創造力の高い人は、自己の創造的想像力が突然枯渇するという大きな壁に突き当たることがあります。良いアイデアを求めて探し回ればまわるほど、それを見つけるのがますます難しいと感じるようになります。創造的能力はまた、不安と自己批判によっても悪い影響を受けます。あまりにも多くのアーティストが、「おまえのやっていることはまだまだ全然駄目だ」という内側からの声を聞いています。

霊感を呼び覚ます

催眠は創造的な人々をリラックスさせ、右脳に連絡する道を開き、霊感を得るための最上の精神状態を作り出すために活用することができます。例えば次のような暗示を与えます。「あなたはあなたの創造的なエネルギーが表面に湧き出ているのを感じます」。また、「あなたは才能に溢れた卓越した作家です」といった暗示による自我強化法も効果的です。作家にはまた、「あなたが執筆のために机の前に座ると、すぐにアイデアが溢れ出てきます」といった暗示も有効です。

ケーススタディー：創造力

歴史をとおして、作家、画家、音楽家等の芸術家は、創造力を昂揚させ、芸術上の壁を打ち破り、自己の能力に対する自信を高める手段として催眠を受け入れてきました。芸術家はまた自己催眠も活用しています。

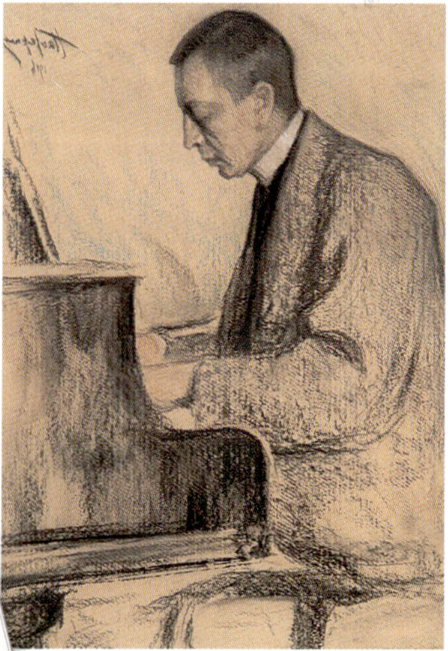

壁を乗り越える

音楽家、画家、作家等の芸術家は伸び悩み疲れを感じてきたとき、熱情を取り戻すために自己催眠を活用することがあります。

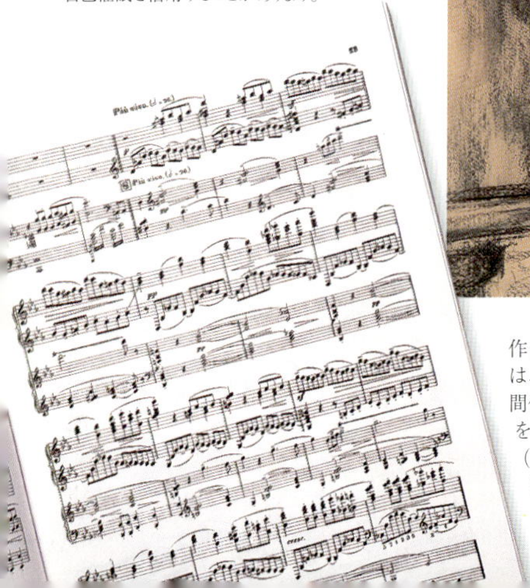

解き放つ

作曲家セルゲイ・ラフマニノフ（1873-1943）は、交響曲第1番（1897）の失敗の後、3年間何も作曲できずに苦しみました。催眠療法を受けた後、彼は名曲ピアノ交響曲第2番（1901）を完成させることができました。それはその後1917年まで続く創造力に溢れた時代を生み出すきっかけとなりました。

成功

俳優シルベスター・スタローンは『ロッキー』のシナリオを書くとき催眠を用いたことを認めています。

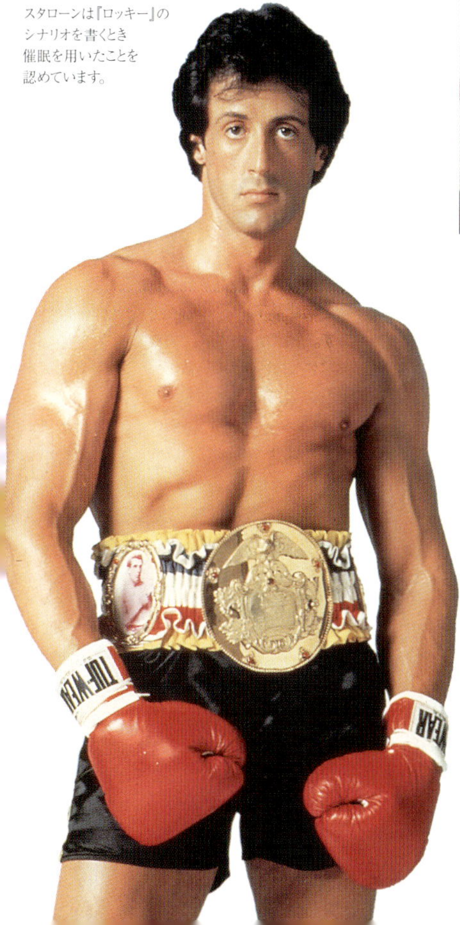

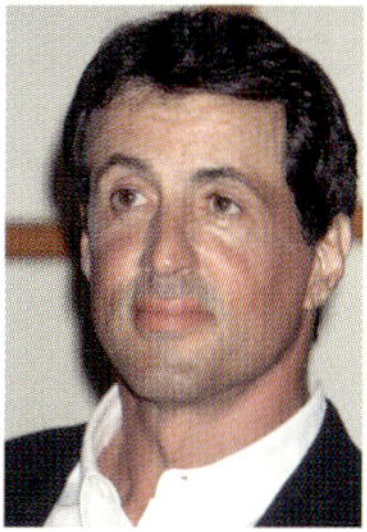

病歴

俳優として10年間注目されることがなかったシルベスター・スタローンは、催眠テープによって勇気を与えられ、のし上っていくボクサーのシナリオを書き、それをハリウッドに持ち込みました。しかし大ヒットの後でさえスタローンは、自分にはヒットを生み出す才能がないのではないかと不安を持っていました。彼は自信を強めるためのモチベーション・テープを聞きながら、『ロッキー』を撮り続けました。

あなたの学習能力を高める

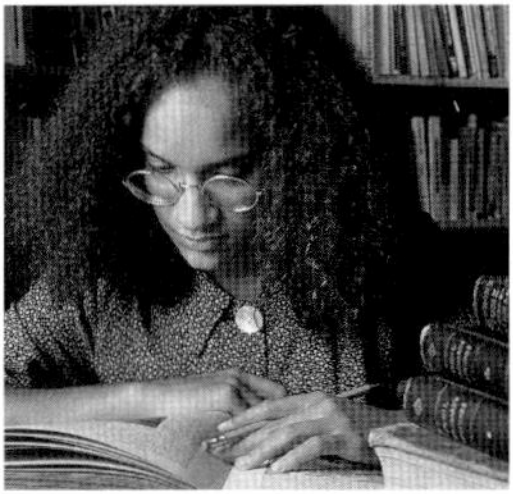

学習時間
催眠は注意が散漫するのを防ぎ、
思考を柔軟にさせることができます。

今教育や学問の分野で、集中力、注意力、持続力を高めるために催眠を活用することに大きな注目が集まりつつあります。催眠技法を活用することによって学生をよりリラックスした状態にし、普通であればかなりストレスを感じるような学習をより少ないストレスで可能にすることができます。催眠はまた、自尊心の低さ、モチベーションの欠如、学習能力の低さといった問題を解消するために用いることができます。

明快な思考

催眠はまた学生に、より効果的でより柔軟な思考様式を与えることによって、難問を解決する手助けをすることができます。また授業時間中の学生の注意散漫を防止するために役立てることができます。特に講義中にじっとしていられない学生には、その時間を早く感じさせる自己催眠テープが有効です。

この分野で論議が盛んに行われている問題は、果たして催眠は記憶力を高めるのに効果があるかということです。催眠は記憶力の改善に直接的な効果はないという研究者もいれば、効果があるという研究者もいます。このような研究室での調査の問題点は、被験者がそれぞれ各人に合わせて作成された暗示ではなく、全員一律の暗示が与えられているという点です。

試験

試験は、大きな不安感に襲われる時期です。特に学生がその試験の結果によって将来が大きく左右されると感じているときはなおさらです。催眠療法は試験の不安を解消するために、特に実力はあるけれども試験になるとあがって実力を出せないという学生に大きな効果を発揮することができます。試験の前の、先取りされた不安は脱感作療法によって緩和することができます。催眠下で学生は、「あなたは安らかに眠りにつくことができます」、「試験前でも心は落ち着いています」、「あなたの記憶力は素晴らしい」といった暗示を与えられます。

学生にはまた、試験開始前の不安解消手順を教えることも効果的です。そのような技法の1つとして、両手でしばらく目を覆い、即効的なリラクゼーションの感覚を促進するために前もって診療中に与えられていたキーワードを思い浮かべるという、自己催眠の技法があります。別の方法としては、拳骨技法があります。学生を催眠トランスの状態にし、自信を持ちリラックスしている状態を思い描かせます。そのとき学生は右手を拳骨に握ります。そうすると、拳骨を握ればいつでもそうした高揚した気分になることができます。

子供と催眠

子供の多くは催眠の最上の被験者です。子供は始終現実世界と空想の世界を行ったり来たりしており、また豊かな想像力を持っていますから、大人よりも催眠状態に入りやすいのです。人生で最も早い催眠経験の1つは、母と子が心を交流させている時でしょう。そのとき子供の心は暗示に対して大きく開かれています。子供がケガをした時お母さんは、「良くなるようにキスをしてあげますね」と言います。すると子供はその暗示を瞬時に受け取り、痛みを忘れてしまいます。赤ちゃんを寝かせつける時、両親はやさしく赤ちゃんの身体を揺らしますが、これも催眠の1つの形です。

大人の場合、催眠中の出来事は全て覚えていますが、子供はほとんどの場合あまり覚えていません。大人に対する催眠療法では普通必ず行われる身体のリラクゼーションは、子供にはあまり役に立ちません。というのも、子供はその間もあまりじっとしていないからです。

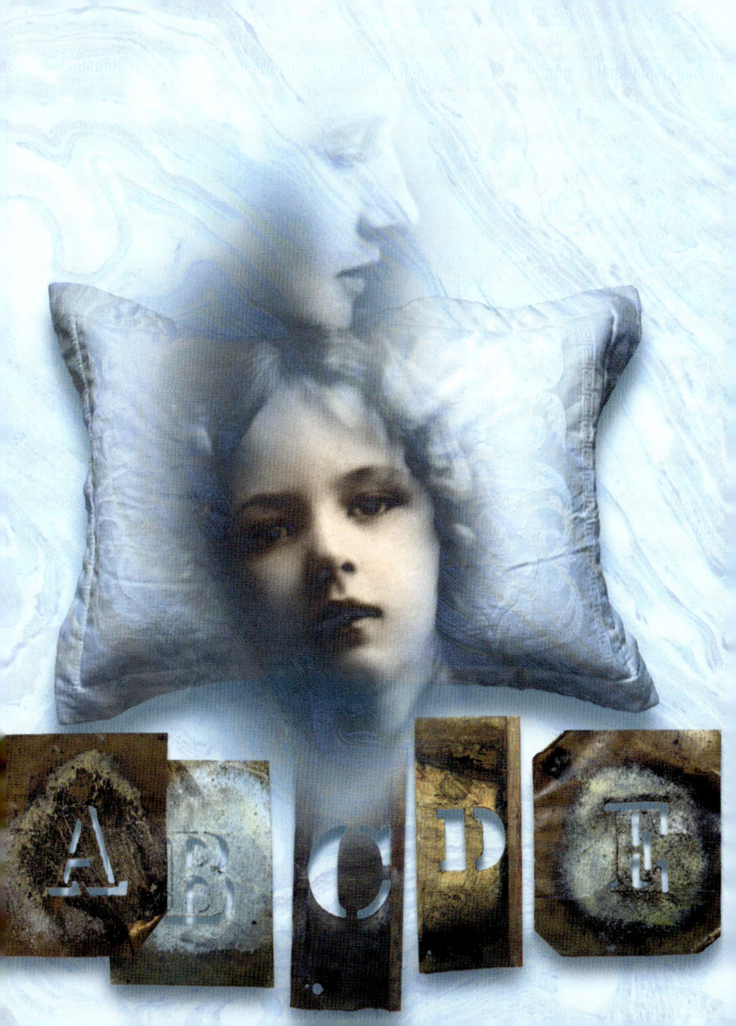
A
B
C
D
E

悪癖の解消：
緊張と不安を癒す

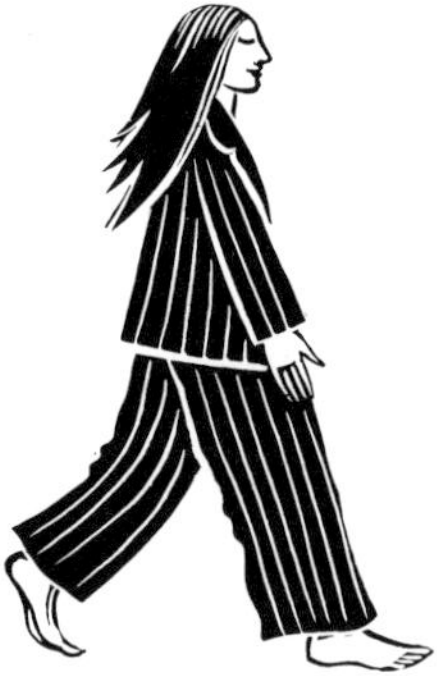

治療
催眠は子供が、爪噛みから夢遊病、
薬物乱用にいたる悪癖と闘うのを
手助けすることができます。

催眠療法は夜尿症、顔面チック、夢遊病といった子供のさまざまな悪癖の治療に活用することができます。しかしもしその悪癖が家族関係やその他の情緒的問題によって惹起されている場合は、催眠療法とは別に心理学的なアプローチが必要となるかもしれません。そのため子供を催眠療法士のもとに連れて行く前に、必ず医師と相談するようにしましょう。

緊張をほぐす

悪癖の多くは潜在的な緊張を発散させるために生じている場合があります。催眠療法的治療は悪癖を止めさせる目的で行われますが、その場合、悪癖に代わってより効果的に緊張と不安を発散させる方法を教えます。不安と緊張を和らげるための空想技法の1つに、古い型のボイラーエンジンが蒸気を噴出している様子を想像させるというものがあります。

好ましくない習慣の原因となっているものがすでに存在しなくなっている時でさえ、不安が再度首をもたげてきたり、気を紛らわすものに飽きてきたりしたときに、その悪癖が再び復活する場合があります。子供はしばしばテレビを見たり本を読んだりしている時に、髪の毛を引っ張ったり爪を噛んだりといった悪癖を再開することがあります。「髪を引っ張るのをやめさせるための戦いが行われています」といったイメージ的な暗示が効果的な場合があります。夜尿症に対して、ブザーつきのオムツなどの従来からの方法が効果がなかったとき、催眠療法が効果的な場合があります。「トイレに行きたくなるとすぐに目が覚めます」といった暗示が与えられます。ここでは子供自身が、濡れたままのオムツを不快と感じ、乾いているオムツを心地良いと感じることが大切です。1975年に行われた研究では、4歳から16歳までの子供40名に対して自己催眠が用いられました。6ヵ月後31名が夜尿症が治り、6名が改善され、3名が効果なしという結果が出ました。

催眠はさらに、好ましくない習慣、ある種の依存症、反社会的破壊的行動などの行動障害、さらにはシンナー遊びなどの危険な行為に対しても子供を救うために活用されてきました。1982年に青少年12名を対象にした研究が行われました。彼らは全員長期のシンナー依存症で、これまで他の治療法では治すことができませんでした。第1グループの6名は催眠療法を受け、第2の対照グループの6名は受けませんでした。15週が経過した後、第1グループの6名は全員シンナー乱用を止めることができましたが、対照グループではわずか2名しか止めることができませんでした。

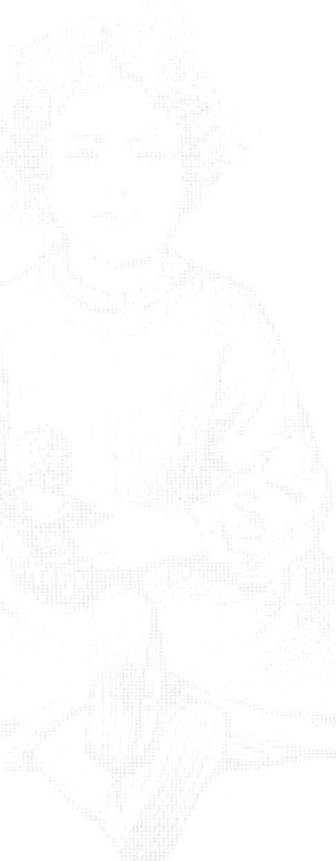

ケーススタディー：夜尿症

ジャック君は8歳の利発な男の子で、年齢よりは年上に見えましたが、依然として夜尿症が治りませんでした。2、3日おきに朝目が覚めてみるとベットが濡れているという状態でした。そのせいで彼は2人の兄の前でいつも大変きまり悪い思いをしていました。彼らはジャック君を「赤ちゃん」とからかいました。朝のあわただしい時間、お母さんは彼が出したたくさんの洗濯物を見て、苛立ちを抑えきれなくなる時がありました。親友からの泊りがけで遊びにこないかという誘いを断らなければならなかった時、ジャック君の問題は頂点に達しました。彼はすっかり落ち込み、引きこもりがちになってしまいました。お母さんはもう問題を放置しておくことはできないと思い、催眠療法士の助けを借りることにしました。

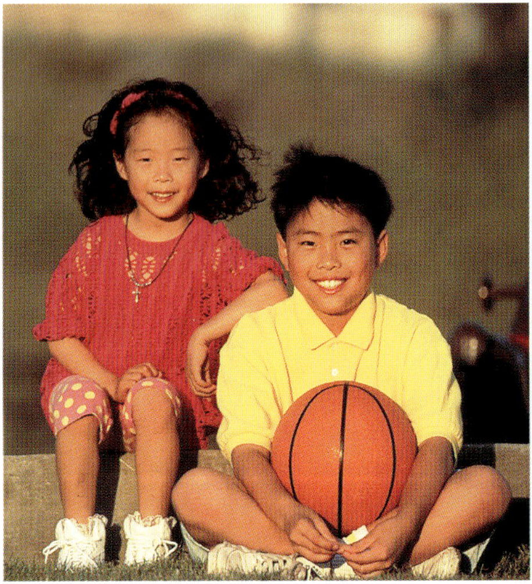

最上の被験者

研究によりますと、催眠に対する感受性は児童期に頂上を迎え、その後は大人になるに従って徐々に下っていきます。

問題の解決

治療経過

ジャック君は想像上の意味を内在化するだけの知力を備えており、注意を空想やイメージに集中させることができました。療法士は誘導技法を使って彼を遊園地にいざない、そこで大きな水汲みひしゃくのような乗り物に乗せました。また彼が催眠状態にいる間に、夜膀胱が一杯になっているのを感じたときはいつでも目を覚まします、という直接暗示を与えました。

結果

2週間後に実施された2回目の診療で、ジャック君は6日間夜尿をせずに過ごせたこと、そして夜はきまって目がさめたことを報告しました。3回目の診療では彼は2週間以上もベットを濡らしていないことを報告しました。6ヶ月目の追跡診療では、彼は嬉しそうにもう全く問題ないこと、そして夏のボーイスカウトのキャンプにも自信を持って行けると報告しました。

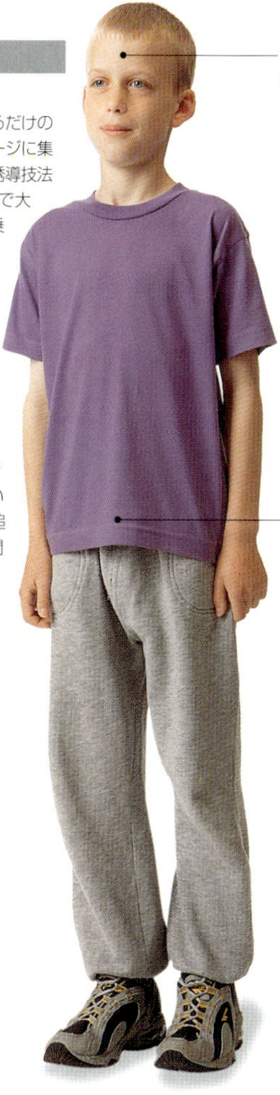
彼の自信は
膨らみました
膀胱が
一杯になると
すぐに目が
覚めるように
なりました

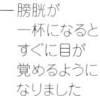

回復

催眠療法の後、ジャック君は徐々に夜尿症から遠ざかっていき、それと共に兄達のからかいも少なくなっていきました。

教育：
学習過程を支援する

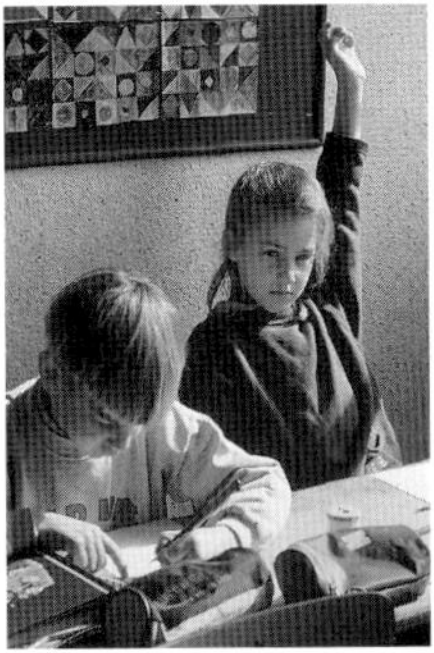

ポジティブに
教師は成功に向けた暗示の植付けを継続的におこなっていくことが大切です。

催眠は児童教育の全ての段階で活用することができます。催眠は左右の脳が統合的に働くことを可能にすることによって学習過程を支援すると考えている科学者がいます。児童がある教科に対して苦手意識を持っている場合は、催眠を用いてポジティブな考え方をプログラミングすることによって苦手意識を克服させることができます。学習障害の児童は多くの場合自分自身に対して悪いイメージしか持っていませんから、彼らに対しては不安解消と自我強化のための技法が効果的です。

背景を探る

家庭問題はなかなか解決が難しく、催眠療法はその原因まで踏み込んでいく必要がある場合もあります。不安感、自信の欠如、失敗への恐怖等の情緒的問題に対しては、もし該当する児童が療法士の介入を理解できるほどの知的レベルに達しているならば、催眠療法は効果的です。療法士は児童の成育状況に合わせて適切な方法で児童と接していく必要があります。

対権威者との関係で問題を抱えている児童は、多くの場合教師に話し掛けることに対して恐怖心を抱いており、教室では無口になっている場合があります。この問題については、子供のうちに対処しておく必要があります。そうしないと大人になっても権威者を怖がったり、あるいは逆に凶暴になったりする恐れがあるからです。こうした問題の解消には、催眠状態下でのロールプレーイングが効果的です。

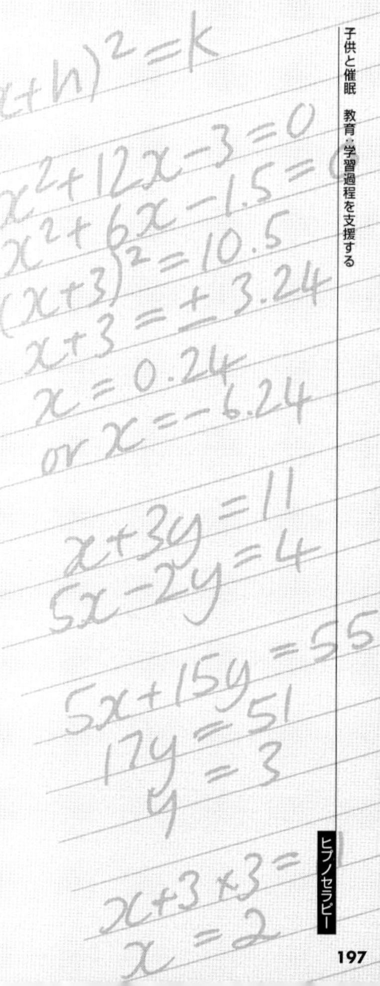

子供の多くは、宿題をするとき注意散漫になります。催眠は子供に集中力をつけさせるのに効果的です。また10代の子供の多くが不安のため試験で実力を発揮できません。そのような子供達に対して、催眠療法士は、「あなたはリラックスし、自信を持っています」、「テストでは完全に実力を出します」という暗示を与えることができます。

実践例

スウェーデンでは教師は日課として始業前に、児童に催眠的な訓練を施します。教師は児童に対して、勉強を楽しく進めるための暗示を与えます。ニューヨークのある学校で1つの実験が行われました。48名の集中力に問題のある児童に対して催眠療法が実施されました。毎朝教師は、彼らを催眠状態に誘導するテープを流し、「あなたたちはリラックスして、他の子供と同じように学習します」という暗示を与えました。1年後には、児童のうち45名が授業態度と集中力に改善が見られ、注意散漫もあまり見られなくなっていました。

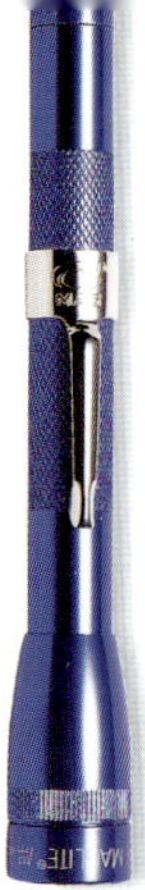

明るい輝き

児童期の子供をトランスに導く1つの方法に、懐中電灯を凝視させるという方法があります。

子供に合った方法

言葉、技法、イメージは、子供の成育状況に合わせたものを正しく選択する必要があります。ほとんどの催眠技法は、適用するためには子供が話しを聞くことができるだけの知的レベルに達している必要があります。そのことによって始めて子供の関心をひきつけ、物語の中に没入させることができ、その結果子供の行動を変えることが可能になります。児童期の子供は、その他の多少形式ばった催眠技法よりも、物語り技法の方に非常によく反応します。健康のため、痛みをとるため、その他直面している問題のための治療的な暗示を物語りの中に織り込んでおきます。

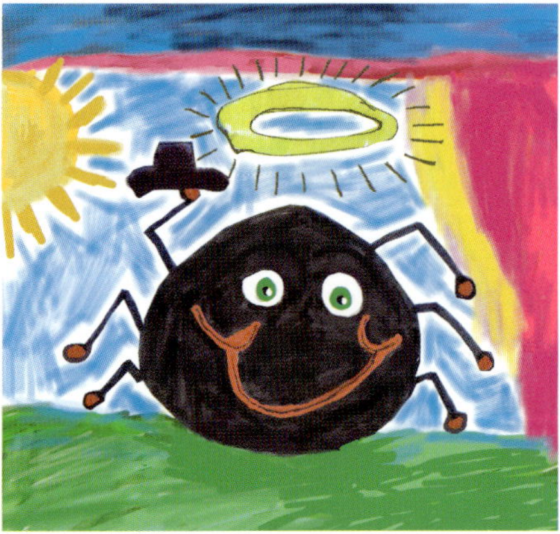

恐怖症の治療

蜘蛛恐怖症などの恐怖症の克服に、恐怖を感じる対象の絵を描かせることが効果的な場合があります。

子供にやさしい方法

催眠的ヒーロー

催眠的ヒーロー技法というのは、テレビ、漫画、本などから子供の好きなヒーローを連れてきて、それを使って問題を解決していく技法です。療法士はそれらのヒーローが子供に語りかけているような形で、暗示を与えていきます。

視覚的・聴覚的方法

児童の認識力がまだ育っていないために、言葉による誘導がうまく作用しない場合があります。そのような時は療法士は、懐中電灯を凝視させる技法や、優しい子守唄を使って誘導します。

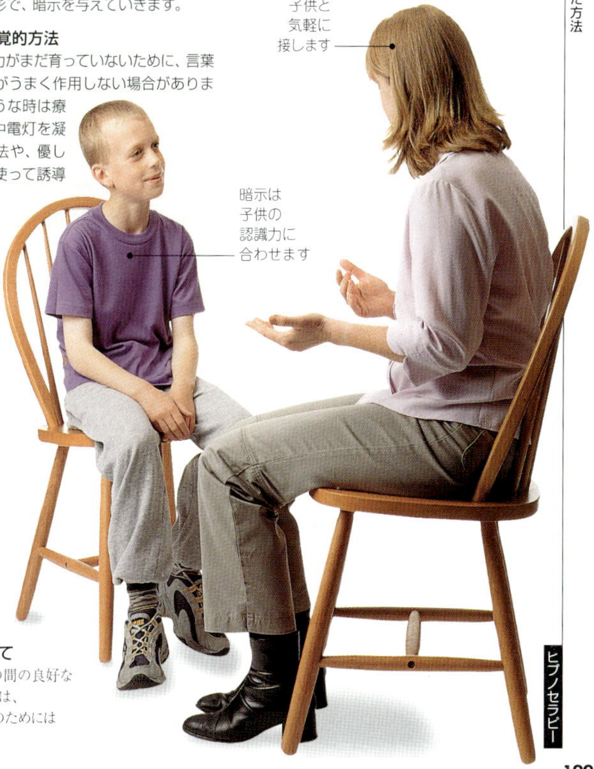

子供と気軽に接します

暗示は子供の認識力に合わせます

リラックスして

子供と療法士の間の良好なラポール(共感)は、効果的な治療のためには不可欠です。

ペイン・コントロール：病院での催眠

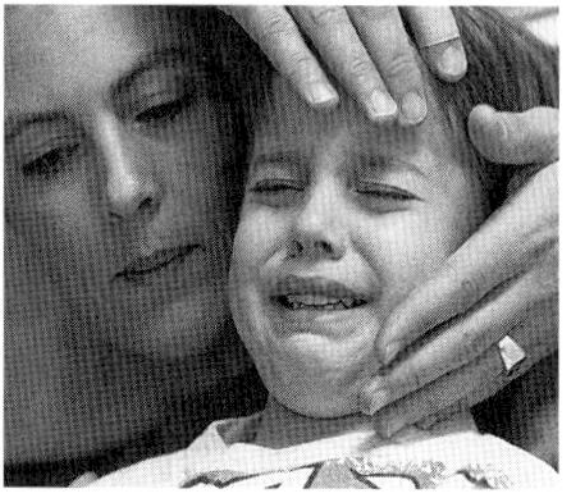

恐怖心
いくつもの医学的処置を受けなければならない子供が治療に対して恐怖症になるのはよくあることです。

腹部ヘルニア手術を催眠麻酔だけで成功させた臨床経験（BBC放送『ミステリーズ』で放映）を有するイギリスの心理学者兼催眠療法士ジョン・バトラーは、催眠は小児の急性及び慢性の痛みに対処するのに非常に有益な貢献をすることができると主張しています。彼は医師や看護士に、催眠麻酔の方法や、医師や医学的処置に対して恐怖心を抱いている子供に対する不安解消技法などを教えています。現在では催眠療法に習熟した小児科看護士によって子供を看てもらうことが可能な病院がいくつかあります。

恐怖心を取り去る

催眠は特に、来院のたびに注射されるなどの医学的処置に不安を感じている小児患者に対して効果があります。そうした子供はあまりにも恐怖心が強くなり、次に治療のため病院に連れて行くことさえ難しい場合があります。こうした状況は、白血病、腎不全、糖尿病などの子供によく見られることで、これらの症状では頻繁に血液検査を行わなければならず、時々は骨髄吸引も必要になります。子供の想像的能力を活用して行うポジティブ暗示が、子供の態度を大きく改善する場合があります。覚醒時ポジティブ暗示の原理や子供を安心させポジティブな状態に導く方法を両親に授けることも大変有益です。

混乱技法と気そらし技法も子供が痛がっているときに有効です。無痛覚を誘導するために使うことができる直接暗示の1つに、身体の痛む箇所に痛み止めの薬の絵を描き、「ここは魔法の点です。注射しているときも全然痛くありません」という暗示を与えるというものがあります。気そらし技法には、絵を描かせる方法、遊戯療法、物語り療法、そして冷感など別のあまり不快ではない感覚に注意を集中させる方法などがあります。

　催眠時に子供の好きな漫画の主人公を見せることは、子供をリラックスさせ、催眠状態を深化させ、そして痛みから気をそらすために特に効果的です。催眠療法の様子を録音したテープや、その子供用に特別に誂えた童話なども自己催眠を促すために有効です。5、6歳になった子供は自己催眠に反応するように教えることができますが、それよりも幼い子供の場合は、それを支えるための両親の積極的な介入が必要でしょう。

科学的解明

20世紀の間に催眠に対する科学的関心は医師から心理学者へと移っていきましたが、後者は催眠の治療法としての効能を探ることよりも、そのメカニズムを探ることのほうに関心がありました。

1950年代から60年代にかけて最も関心を集めた領域は、催眠に対する感受性に個人差はあるのか、そしてあるのならそれはなぜか、ということでした。1950年代に行われた実験では、「社会適合性」のある学生の方がそうでない学生よりも感受性が高いということが示されました。1961年にA.M.ワイゼンホファーとE.R.ヒルガードは、暗示やイメージに対する個人の感受性を測る検査法としてスタンフォード検査法を開発しました。それによって彼らは、通常言われてきたこととは違って、女性のほうが男性よりも催眠に入りやすいということを示す明確な根拠はないということを発見しました。彼等はまた、8歳から12歳の子供が、それよりも年上、あるいは年下の子供よりも催眠状態に入りやすいということを発見しました。

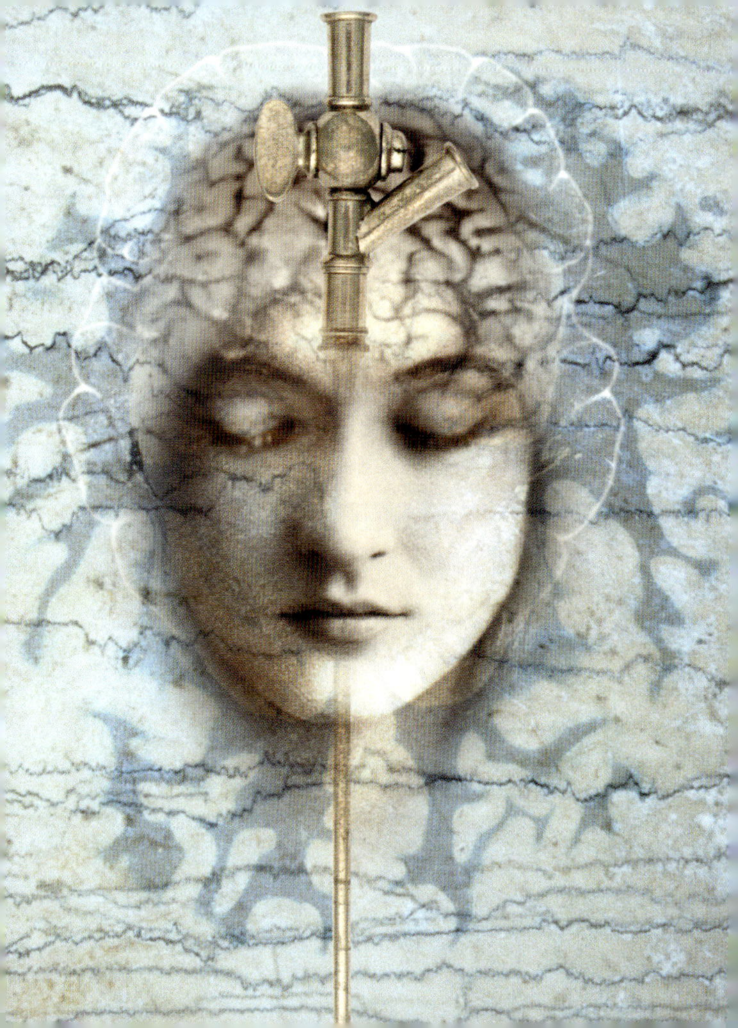

脳活動の画像表示：電気測定

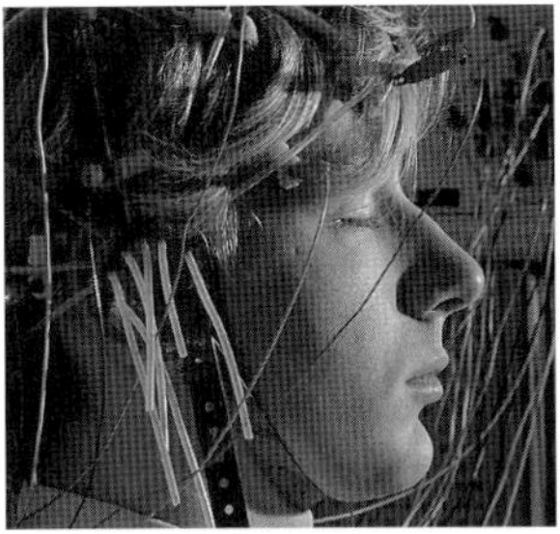

EEG
催眠によって励起されたさまざまな脳波は頭皮に装着された複数の電極によって記録されます。

人間の脳波（EEG）についての記述が最初にあらわれたのは1929年でした。1930年には、脳電図——脳内電流の結果として起こる頭皮の電位差を記録したもの——による催眠の研究が行われ、催眠を科学的に解明する一歩が記されました。脳電図は2つの電極を頭皮上に置き、脳の電気活動（電極間の電位差）をマイクロボルトの単位で測定し、増幅器を用いて記録するものです。EEGは記録された電気活動の周波数によって、被験者が覚醒状態、傾眠状態、睡眠状態のいずれの精神状態にあるかを示します。ギリシャ文字のアルファ、ベータ、デルタ、シータが異なった周波数の脳波を表すために用いられています。異なった精神状態はこれらの波形の異なった組み合わせとなってあらわれてきます。しかしここで注意しておく必要があるのは、幻覚剤を多量に使用した被験者の脳波が標準的なEEGを示すことがあるということ、つまりEEGは精神状態を必ずしも正確に表示するものではないということです。

催眠状態にある人の脳波は、リラックスした状態を示すアルファ波が主ですが、傾眠状態を示すシータ波もあらわれます。（ベータ波は覚醒を、デルタ波は深い睡眠を示します。）このように脳電図によって示された脳波のパターンからわかることは、催眠状態にある時の生理学的状態は、睡眠時の生理学的状態と同一ではないということです。19世紀にジェームズ・ブレイドが観察したように、催眠状態にあるとき筋肉は通常の睡眠時のように弛緩しておらず、催眠状態が深化していっても被験者は手に持っている物体を落とすことはありません。さらに付け加えますと、通常の睡眠時には消えている反射反応も、催眠時には引き出すことができます。

脳活動の画像表示

もっと最近では、心理学者は最新式の画像表示技術を使って催眠状態に光を当てています。磁気共鳴映像法（MRI）は強い磁場に置かれた水素原子の陽子（原子核）の挙動を利用した方法です。陽電子放射断層撮影法（PET）は、体内に導入された標識化された物質から放射される陽電子（正の電荷をもった陽子）の検出にもとづく方法です。どちらの方法も脳のさまざまな部位の代謝と化学反応を表示するものですが、催眠時にそれらがどう変化するかを調べる目的で使われます。

PET・CATスキャン

1970年代に、陽電子放射断層撮影法（PETスキャン）やX線体軸断層撮影法（CATスキャン）などの新技術によって、催眠が右脳及び左脳の活動にどのように関係しているのかが調べられました。研究により、脳の活動は覚醒時の左脳から催眠時には右脳へ移っていることが示されました。右脳は創造的想像力に関係し、左脳は論理的な思考に関係しています。このような実験的証拠は、催眠が「状態の変化」であることを示しており、社会的ロールプレイング（役割演技）の高次の形態であると主張している非状態理論を支持してはいません。

MRIスキャン

この磁気共鳴映像法画像（MRIスキャン）によって示されているように、催眠時の脳活動は、前頭葉から頭頂葉および側頭葉へと移っています。つまり脳の「最古」（進化論的な用語を使うと）の領域が賦活化されているように見えます。

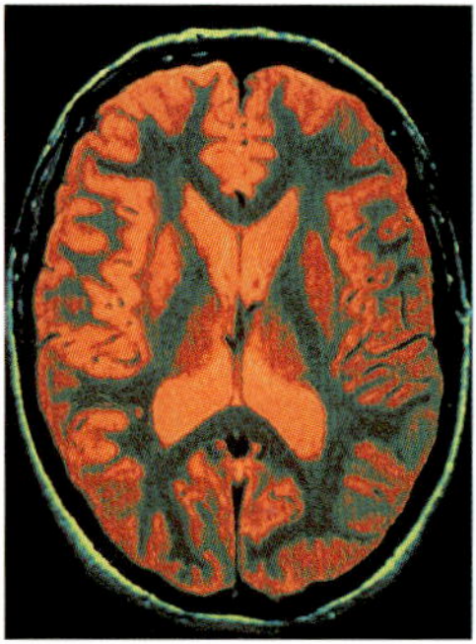

CATスキャン

CATスキャンは脳の物理的構造をある程度の精密さで示します。その画像はMRIスキャンほど精巧ではありませんが、神経科の病気の検査には特に効果を発揮します。

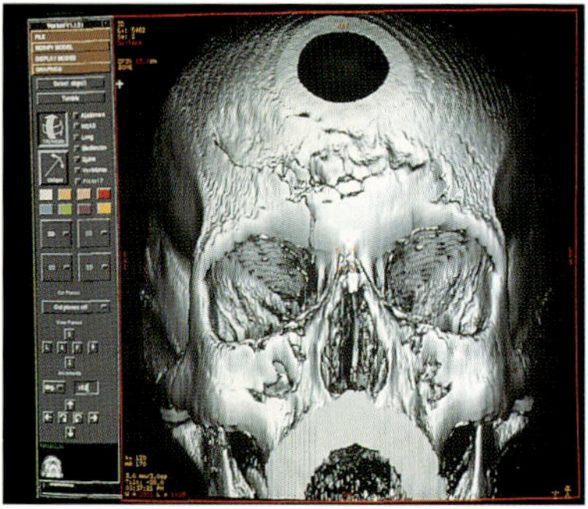

感情と脳

MRIスキャンを用いた最近の研究でわかったことは、催眠時には感情表現に関係している大脳辺縁系の一部である帯状回皮質が非常に活発になるということです。このことは、催眠を用いると、リラクゼーションだけの時よりも強力に人を感情に結びつけることができるということを示唆しています。

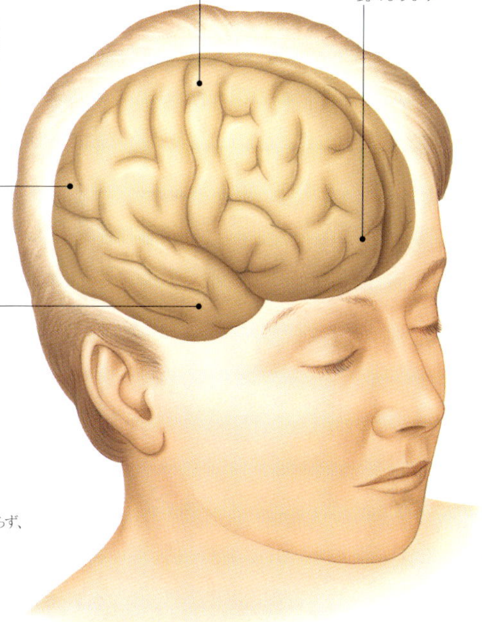
神経活動の
最も抽象的なもの、
数学に関係している
頭頂葉の活動が
活発化します
合理的かつ
論理的な思考に
関係している
前頭葉の活動は
鈍くなります
画像処理に
関係している後頭葉の
活動が活発化します
言語と視覚的
イメージに
関係している
側頭葉の活動が
活発化します

活動

催眠はリラクゼーションの感覚を深めるにもかかわらず、側頭葉、後頭葉、頭頂葉などの多くの脳領域の活動を活発化します。

科学的に証明された催眠の効果

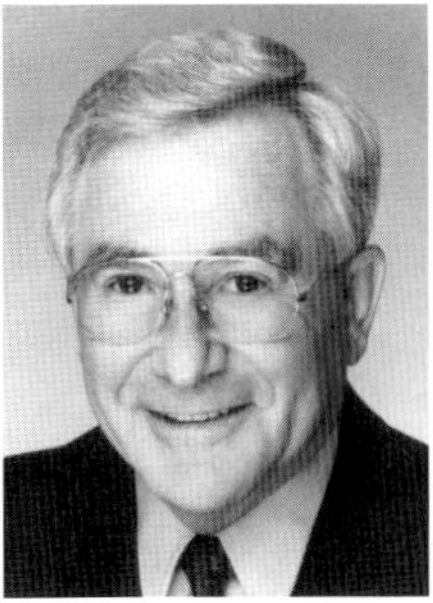

デリケートなバランス
ハーバート・ベンソンの研究は、
主に催眠被験者の恒常性(ホメオスタシス)
の改善に向けられていました。

精神状態が身体に及ぼす影響について研究していた科学者ハーバート・ベンソンは、催眠と瞑想がもたらす健康上の利益について科学的な検証結果を報告しました。ボストンのベス・イスラエル病院にいたとき、彼は数年間にわたって非常に多くの患者の生理学的反応を測定しました。その詳細な報告は、彼の有名な著書『The Relaxation Response』(Harper Collins、1976)に記されています。測定の結果を検証した結果ベンソンは、生理学的反応の多くが恒常性(ホメオスタシス)、すなわち組織が外部的な変化にもかかわらず内的環境を定常に保とうとする機能的プロセスの改善に向けられていることを発見しました。さらに彼は、催眠を経験した人はブドウ糖の処理の仕方に改善が見られるということを発見しました。ブドウ糖の濃度が変動すると、インシュリンを産生する膵臓の細胞に負荷がかかり、それが昂じるとそれらの細胞の機能が損傷され、ついにはII型糖尿病を発症する恐れがあります。

さらに研究を推し進めた結果、催眠は血圧、心拍数、酸素要求量を減少させるということがわかりました。そのなかでも酸素要求量の減少は非常に有意義なことです。というのは、それは代謝率が低いということを示しているからです。代謝率が低いということは、フリーラジカルの産生が抑えられるということを意味していますが、これはとても重要なことです。フリーラジカルは、非常に反応を起こしやすい分子で、DNAなどの有機分子の破壊の連鎖の引きがねになる可能性を持っているからです。

フリーラジカルは加齢によっても増加することがあり、癌の発生に大きく関与していると考えられています。これに先立って、1930年代にカナダで研究を行っていたストレス研究のパイオニア、ハンス・セリエは、ストレスは血中の副腎皮質ホルモンの量を増加させるということを実験で証明しました。数々の研究によって、リラクゼーションや催眠は副腎皮質ホルモンの濃度を下げ、そのことによって免疫系を担っているさまざまな構成要素の量を増大させる、ということが示されています。

心理学的効果

催眠状態での心理学的変化について科学的に検証されたものに、脳の演繹的活動の減少があります。深い催眠状態にある被験者は自ら活動を起こそうとせず、催眠療法士の提案を待つ傾向にあります。

選択的注意

催眠療法士の声だけを聞くように言われた被験者は、部屋の中のそれ以外の人の声を一切記憶していません。

精神神経免疫学

最近まで医師は、精神と身体の病気を完全に分けて治療してきました。これに対して精神と身体の相関関係を探る新しい学問領域が登場しました。それが精神神経免疫学です。そしてそれは今、催眠が免疫系に影響を及ぼすメカニズムの解明に新たな光を投げかけています。この分野に関心を集めるきっかけを作ったのは、1974年にアメリカの心理学者ロバート・アダーと免疫学者ニコラス・コーヘンが行った実験です。彼等はこの実験でコンディショニング・テクニックを使って実験用ラットのキラーT細胞の数を変化させました。ストレスは食物や飲み物を通じて与えられ、リラクゼーションは別の形で与えられました。ストレスの合図に反応するとラットのT細胞の数は減少し、リラクゼーションの合図に反応するとT細胞の数は増加しました。

安静療法

ストレスやリラクゼーションなどの心理学的要因は病気と深いつながりを持っており、病気の原因になったり、それを予防したり、さらにはそれを治したりすることがあります。

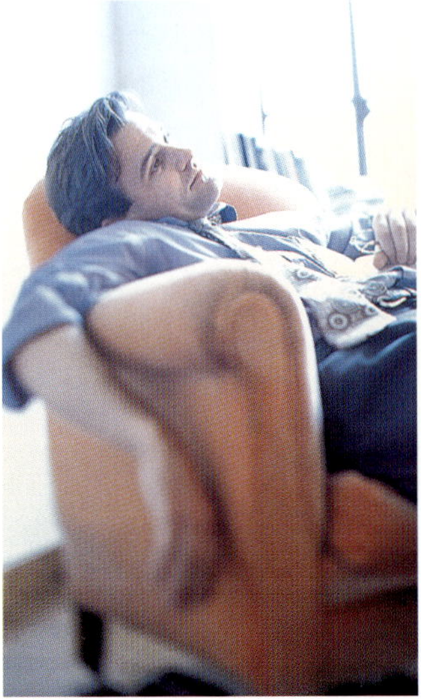

心と身体の関係

フランスの精神科医レオン・シュルトークがおこなった実験では、催眠下にある被験者に、「私はいま熱く焼けた火かき棒をあなたにあてました」という暗示を与えると、被験者の皮膚に実際に火ぶくれができました。彼はその火ぶくれが、それ以後も炎症反応を含む独特の経過をたどる様子をフィルムに収めています。こうした研究は心の状態が生理学的プロセスに大きな影響を与えているということの強力な証拠を提供しています。

脳内伝達

ニューロペプチドは脳内で常に作用している物質ですが、細胞間の情報の伝達に関係しています。今この物質が、心と身体の結びつきを作り出しているのではないかと考えられています。
脳の一部にサクランボほどの大きさの視床下部という部位がありますが、そこが心と身体の相互作用に特に重要な役割を果たしています。それは交感神経を全般的にコントロールし、突然の不安や恐怖に反応して脳のより高次の領域に信号を送るだけでなく、脳下垂体とも連絡して血液中へのホルモン分泌をコントロールしています。脳下垂体から分泌されたホルモンは、特定のホルモン「キー」によって開かれる「ロック」である受容体を通過して、副腎、卵巣、睾丸へと到着します。免疫系を担っている細胞も同じく受容体を持っており、上記の過程に影響を受けるのではないかと考えられています。研究では、ストレスが昂じると血中の副腎皮質ホルモン濃度が上昇し、その結果免疫系におけるT細胞の働きが弱まるということが明らかにされています。

神経中枢

脳の仕組みの研究が進むにつれ、
一般的な生理学的反応にも
新しい視点が開けています。

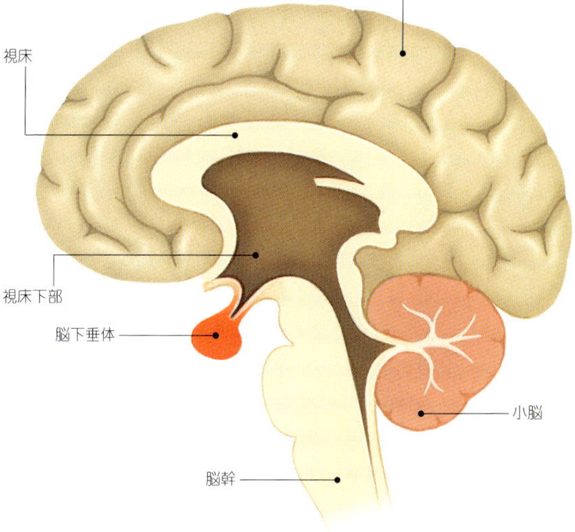
大脳
視床
視床下部
脳下垂体
小脳
脳幹

ウルトラディアン・リズム(超日リズム):意識のサイクル

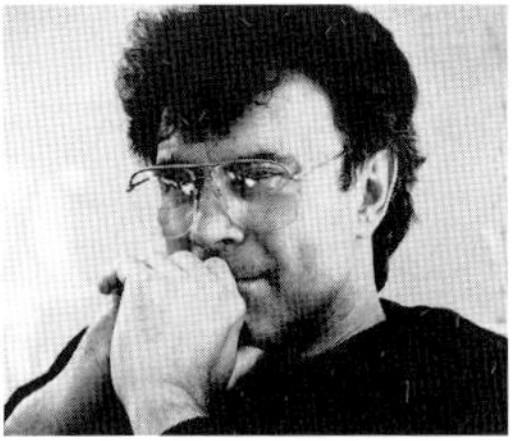

波長を合わせる
アーネスト・ロッシは、ウルトラディアン・リズムは催眠に最も適した時間を特定するのに使えるのではないかと考えています。

ミルトン・エリクソンと共に研究活動を行っていたアーネスト・ロッシは、ウルトラディアン・リズム(超日リズム)の理論を発展させました。彼は脳の働きは90分サイクルで行われており、その時間の終わりには脳の活動はスローダウンし「一服する」のではないかと述べています。そしてその休息している状態は、自然な催眠状態とよく似ていると示唆しています。この考えは新しいものではありません。古代のヨーガの行者は、意識は1日の間に状態を変化させており、それにつれて呼吸も一方の鼻孔から他方の鼻孔へと移っていると記しています。

ウルトラディアン・リズムは90分の「基本的な活動ー休息サイクル」としてあらわれ、1日をとおして繰り返されています。このリズムは、サーカディアン・リズム(概日リズム:24時間周期)と季節リズムに付け加えられる形で存在しています。1日の労働時間のパターンが、ほぼ90分のウルトラディアン・サイクルに合わせて作られていることは興味深いことです。9時に仕事を開始し、10時30分に休憩、正午に昼食、そして2時30分に午後の休憩をとります。

ウルトラディアン・リズムにおける休息期の徴候は催眠の徴候と似ています。人々は数分間の静かな内省の時間を経験しているように見え、身体的活動は弱まり、瞬きの回数も減り、心拍数と呼吸数も減っていきます。

生物学的時計

ロッシは内分泌系(体内のホルモンをコントロールしている)と自律神経系(外見的に自律的に見える活動をコントロー

ルしている)は、両者とも視床下部の神経細胞のリズミカルな様態によって規制されており、それが生物学的時計の基礎になっていると示唆しています。

心身相関的な健康障害は、内分泌系と自律神経系を調節しているこのウルトラディアン・リズムが崩されることが原因であるという説があります。実験では、被験動物に多くの仕事を与え過重なストレスを与えると、ウルトラディアン・リズムが大きく崩れることが示されました。そして被験動物は不整脈、胃炎、潰瘍、喘息、皮膚障害などの心身相関的症状を示しました。

ロッシは健康障害の患者に催眠を用いて、ウルトラディアン・サイクルの「休息期」をしっかり取るようにさせました。それは身体の自然治癒力が活躍する時間と考えられています。そして彼は、催眠、自律訓練法、瞑想、リラクゼーション反応、これらすべてに共通する効能がウルトラディアン・リズムの修復であると示唆しています。

用語解説

アファーメーション（肯定的自己宣言）
考え方、気分、言動を前向きに変化させることを意図してつくられている肯定的宣言文。

アルファ波
催眠状態にある時や、瞑想したり音楽を聞いたりして心身がリラックスしている時にあらわれる脳波。

アンカリング
意識が活性化されているときに、ある特定の反応を惹起する引きがねとなるものを導入すること。日常生活のなかで無作為に起こるが、催眠状態において暗示によってもたらすことができる。

偽りの記憶
不正な退行催眠の過程で経験させられる幻想で、幻想としてではなく、埋没された記憶として誤って受け止められるもの。

イメージ
事柄を空想したり思い出したりするために想像力を用いること。

エンドルフィン
痛みを感じる神経経路に影響を及ぼし、気分を変える効果がある化学物質。

覚醒
被験者をトランス状態から完全に目覚めた状態に戻すこと。

眼球固定法
ある物体を凝視させることによって催眠状態へと誘導する方法。

間接暗示
寛容で自由度の高い暗示（例えば、「リラックスしたい時はいつでも深呼吸をして良いですよ」等）。

恐怖症
持続性があり、非理性的で特定の対象、行為、状況に強い恐れを抱く精神障害。

系統的脱感作法
リラクゼーションの状態を維持しつつ、不安を惹起する刺激を段階的に高めながら与えることによって、被験者が刺激に対して不安を感じなくなるようにする療法。恐怖症の治療に用いられることが多い。

嫌悪暗示
悪癖の否定的側面を強調するように与えられる暗示。例えばタバコの匂いを嫌な臭いと感じるようにすること等。

興行的催眠
大衆を前にして行う娯楽目的の催眠。

後催眠暗示
催眠状態から覚めた後も特定の行動を起こすように効果を持続させた暗示。

サーカディアン・リズム（概日リズム）
24時間を周期として人間の身体が変動する平均的なリズム。

催眠状態（ヒプノーシス）
自己または他者の意図的な誘導によってもたらされるトランス状態。

催眠療法（ヒプノセラピー）
治療を目的として催眠を用いる療法。

催眠療法士（ヒプノセラピスト）
心理療法の中で他の技法に付随するものとして催眠を用いる専門家。

シータ波
完全な睡眠状態に入る前の短い時間に生じる脳波。

自己催眠
自分で誘導してトランス状態に入ること。

終結段階（ターミネーション）
被験者に明確な暗示を与えて、催眠状態から覚醒させること。

時間の歪曲
時間の経過を意識的に把握することができなくなる特異な現象、例えば10分間を2分間位にしか感じなくなること。

初期感作事象
恐怖症等の精神障害の原因となっている情動的な事象。

深化法（ディープニング）
暗示を用いて催眠状態をより深くしていく過程。

神経言語プログラミング（NLP）
人生を豊かにするための成功行動パターンをつかむことができるように支援するための研究。

スクリプト
催眠療法士が催眠状態にある人に向って行う暗示の台本。

潜在意識
想像力、感情、芸術的能力（それ以外の能力も）が位置している精神の領域で、身体諸器官の自動調節機能など無意識に行われる種々の機能をつかさどる。

漸進的リラクゼーション
身体の各部を漸進的にリラックスさせながら行われる催眠誘導の一方法。

前世療法
実際の、あるいは想像上の過去に退行することによって行われる療法。

退行催眠（レグレッション）
トランス状態のなかで時間を遡り、過去の事象を思い出したり、想像のなかで再現したりすること。しばしば当時の感情も共に再現される。

他者催眠
他者によって誘導される催眠状態（自己催眠に対して）。

脱感作行動療法
恐怖症の患者を徐々に段階的に恐怖を感じていた状況を受容できるようにする療法。

膣痙
性交を不能にする膣筋肉の不随意な反復的痙攣。

直接暗示
命令の形で与えられる暗示（「深呼吸をしなさい」等）。

デルタ波
夢を見ていない深い睡眠時に起こる脳波。

「闘争もしくは逃走」反応
全ての動物に備わっている危機的な状況を回避するための本能的な防御機能。

トランス状態
睡眠でも覚醒でもない意識が集中している状態。

年齢進行
催眠状態にある被験者を時間的に「前方」へと導き、未来の自分自身を観ることができるようにすること。

年齢退行
催眠状態にある被験者を時間的に「後方」へと導き、過去の自分自身へと回帰させること。

脳波検査法
脳内の微弱な電流により発生する頭皮の電位差を検査する方法。

抜毛癖
自分の体毛を抜く衝動に耐え切れず抜毛を繰り返す精神障害。

ベータ波
意識が明晰で覚醒しており、周囲の状況を認識している時の脳波。

変性意識（アルタード・コンシャスネス）
催眠、瞑想など、半睡半覚状態（トランス状態）にあるときの精神状態をさす学術用語。

無痛覚（アナルゲシア）
意識が完全に覚醒しているにもかかわらず、痛みを感じない状態。

誘導
正常な覚醒した状態から催眠状態へ導くために催眠療法士が用いる技法。

リフレーミング
想像力を用いて過去の事象に対して今までとは違った態度を形成する手法。

参考文献

ARAOZ,DANIEL L THE NEW HYPNOSIS IN SEX THERAPY: COGNITIVE-BEHAVIOURAL METHODS FOR CLINICIANS,「性療法における新催眠法:臨床医のための認知行動手法 」JASON ARONSON, 1998

BARRIOS, ALFRED A THE HABIT BUSTER SELF-PROGRAMMED「自力で悪癖を直す法」CONTROL PRESS, 1977

BERGER, JOSEPH R, MILLER, CAROLINE, CAPRIO, FRANK SAMU, AND CAPRIO, FRANK SAMUEL HEALING YOURSELF WITH SELF-HYONOSIS「自己催眠で自分を癒す」, PRENTICE HALL DIRECT, 1998

『ブライディー・マーフィーの探索』(モーリン・バーンスタイン著、邦訳『第2の記憶』万沢遼訳、光文社、1956)BERNSTEIN, M THE SEARCH FOR BRIDEY MURPHY, HUTCHINSON, 1956

BOYS, JENNER AND KARRLE HELLMUT, HYPNOTHERAPY: A PRACTICAL HANDBOOK「催眠療法ハンドブック」, FREE ASSOCIATION BOOKS,1987

DOLAN, YVONNE M RESOLVING SEXUAL ABUSE: SOLUTION FOCUSED THERAPY AND ERICKSONIAN HYPNOSIS FOR ADULT SURVIVORS「性的虐待の解決:アダルト・サバイバーのための治療法とエリクソン催眠法」,W W NORTON,1991

DRYDEN, WINDY AND HEAP, MICHAEL HYPNOTHERAPY: A HANDBOOK「催眠療法ハンドブック」, OPEN UNIVERSITY PRESS, 1998

DUKE, ROBERT E HOW TO LOSE WEIGHT AND STOP SMOKING THROUGH SELF-HYPNOSIS「自己催眠による減量・禁煙法」, IRVINGTON PUBLISHERS, 1986

FISHER, STANLEY DISCOVERING THE POWER OF SELF-HYPNOSIS: THE SIMPLE, NATURAL MIND-BODY APPROACH TO CHANGE AND HEALING「自己催眠の力:変化と治癒のための簡単で自然な心身療法」, NEWMARKET PRESS, 2000

FROMMA, ERICA CONTEMPORARY HYPNOSIS RESERCH「現代催眠研究」, GUIFORD PRESS, 1992

GAULD, ALAN A HISTORY OF HYPNOTISM「催眠の歴史」, CAMBRIDGE UNIVERSITY PRESS, 1992

GIBSON, HB HYPNOSIS: ITS NATURE AND THERAPEUTIC USES「催眠:本質と治療的活用」, PETER OWEN LTD, 1977

GREENER, MARK THE WHICH? GUIDE TO MANAGING, WHICH? CONSUMER GUIDES, 1996

GREGORY, RICHARD L THE OXFORD COMPANION TO THE MIND「精神を探るオックスフォードの仲間」, OXFORD UNIVERSITY PRESS,1995

HADLEY, JOSIE AND STAUDACHER, CAROL HYPNOSIS FOR CHANGE「変革のための催眠」, NEW HARBINGER PUBLICATIONS,1996

HORNYAK, LYNNE M AND GREEN, JOSEPH P HEALING FROM WITHIN: THE USE OF HYPNOSIS IN WOMEN'S HEALTH CARE「内側から癒す:婦人病における催眠の活用」, AMERICAN PSYCHOLOGICAL ASSOCIATION, 2000

HUNTER, ROY C MASTER THE POWER OF SELF-HYPNOSIS「自己催眠のマスター法」, STERLING PUBLISHING COMPANY,1998

Hunter, Roy C The Art of Hypnosis: Mastering Basic Techniques「催眠技法：基本テクニック」, Kendall/ Hunt Publishing Company, 2000

『死後の生』(ジェフリー・アイバーソン, 片山陽子訳, 日本放送出版協会, 1993)Iverson, Jeffrey More Lives Than One? The Evidence of the Remarkable Bloxham Tapes, Souvenir Press, 1976

Kershaw, Carol J The Couple's Hypnotic Dance: Creating Eriksonian Strategies in Martial Therapy「2人でする催眠ダンス：夫婦療法におけるエリクソン催眠法」, Brunner/ Mazel,1992

Kroger, William S Clinical and Experimental Hypnosis in Medecine, Density and Psychology「医学・歯科・心理学における臨床実験的催眠」, Lippincott Williams and Wilkins Publishers,1977

Leclaire, Michelle, and Neill, O Creative Childbirth: The Leclaire Method of Easy Birthing Through Hynosis and Rational-Intuitive Thought「創造的出産：催眠及び合理的直感思考を通じた安産のためのルクレール・メソッド」, Papyrus Press,1993

Overholser, Lee Charles Ericksonian Hypnosis: A Handbook of Clinical Practice「エリクソン催眠法：臨床実践のためのハンドブック」, Irvington Publishers,1984

Peter, David and Woodham, Anne Encyclopedia of Complementary Medicine「代替医療百科」, Dorling Kindersley, 1997

Pulos, Lee Beyond Hypnosis「催眠を越えて」, Multimodal Press,1990

Rhue, Judith W Handbook of Clinical Hynosis「臨床催眠ハンドブック」, American Psychological Association,1993

Rossi, Ernest The Psychobiology of Mind-body Healing「心身治癒の精神生物学」, Norton,1986

Sanders, Shirley Clinical Self-Hypnosis: The Power of Words and Images「臨床的自己催眠：言葉とイメージの力」, Guiford Press, 1990

Simpkins, Alexander C Effective Self-hypnosis: Pathway to the Unconscious「効果的自己催眠：無意識への道」,Radiant Dolphins Press, 2000

Temes, Roberta The Complete Idiot's Guide to Hypnosis「一から始める催眠」, Alpha Books, 2000

Thomas, Dowd E Cognitive Hypnotherapy「認知催眠療法」, Jason Aronson, 2000

Wesson, Nicky Alternative Maternity「もう一つの妊娠」, Optima, 1995

Winter, Allson Mesmerized: Powers of Mind in Victorian Britain「メスメリズム：ビクトリア時代イギリスの精神の力」, The University of Chicago Press, 1998

Wyckoff, James Franz Mesmer: Between God and the Devil.「メスメリズム：神と悪魔の間で」Prentice Hall, 1975

海外の関連情報

American Society of Clinical Hypnosis
2250 East Devon Avenue
Suite 336, Des Plaines
Illinois 60018, USA
Tel: (001) 312 645 9810

Institute for Complementary Medicine
PO Box 194,
London SE16 7QZ
Tel: (020) 7237 5165
Fax: (020) 7237 5175

International Society of Hypnosis
Administrative Office
Level 1, South Wing,
Repatriation Campus,
Austin and Repatriation
Medical Centre, Locked
Bag 1, Heidelberg West
3081, Australia

Milton H. Erickson Foundation
1935 East Aurelius
Avenue,
Phoenix, Arizona
85850, USA
www.ericksonfoundation.
org

British Society of Experimental and Clinical Hypnosis
c/o Dept of Psychology
Grimsby General
Hospital, Scartho Road
Grimsby DN33 2BA
Tel: (01472) 879238

British Society of Medical and Dental Hypnosis
17 Keppel View Road
Kimberworth,
Rotherham S61 2AR
Tel: (01709) 554558

British Society of Medical and Dental Hypnosis (Scotland)
PO Box 1007
Glasgow, G31 2LE
Tel: (0141) 5561606

British Society of Hypnotherapists (1950)
37 Orbain Road,
London SW6 7JZ
Tel: (020) 7385 1166
email:
sy@bsh1950.fsnet.co.uk

British Psychological Society (BPS)
St Andrews House
48 Princess Road East
Leicester LE1 7DR
Tel: (0116) 254 9568
Fax: (0116) 247 0787
www.bps.org.uk

British Association of Counselling (BAC)
1 Regent Place
Rugby.
Warwickshire CV21 2PJ
Tel: (01788) 550899
Fax: (01788) 562189
www.counselling.co.uk

United Kingdom Council of Psychotherapy (UKCP)
167-9 Great Portland
Street
London W1N 5FB
Tel: (020) 7436 3002
Fax: (020) 7436 3013
www.psychotherapy.
org.uk

British Complementary Medicine Association (BCMA)
249 Fosse Road South
Leicester LE3 1AE
Tel: (0116) 282 5511

索引

さ

た

な

は

ま

や

ら

ナチュラルヘルス シリーズ
ヒプノセラピー 催眠療法

著　者：ジャネット・フリッカー（Janet Fricker）
医学ジャーナリストとして10年以上のキャリアを持つ。現在フリーのライターとして『ニュー・サイエンティスト』、『マリ・クレール』、『タイムズ』等の雑誌、新聞に寄稿。

ジョン・バトラー（John Batler）
心理療法士、催眠療法士として20年以上のキャリアを持つ。英国ロンドン大学キングス・カレッジ医療心理学科および神経科学科助教授。多くの書物を出版。テレビ、ラジオの番組制作にも参加。

翻訳者：乙須 敏紀（おとす としのり）
1950年北九州市生まれ。九州大学文学部哲学科卒業。訳書に『自宅のアート』共著で『ホメオパシー大百科事典』（産調出版）など。

発　　行　2004年6月1日
本体価格　980円
発 行 者　平野　陽三
発 行 所　産調出版株式会社
〒169-0074 東京都新宿区北新宿3-14-8
ご 注 文　TEL.03(3366)1748　FAX.03(3366)3503
問 合 せ　TEL.03(3363)9221　FAX.03(3366)3503
http://www.gaiajapan.co.jp

ISBN 4-88282-366-7 C0047

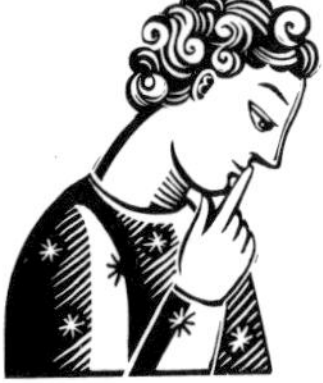